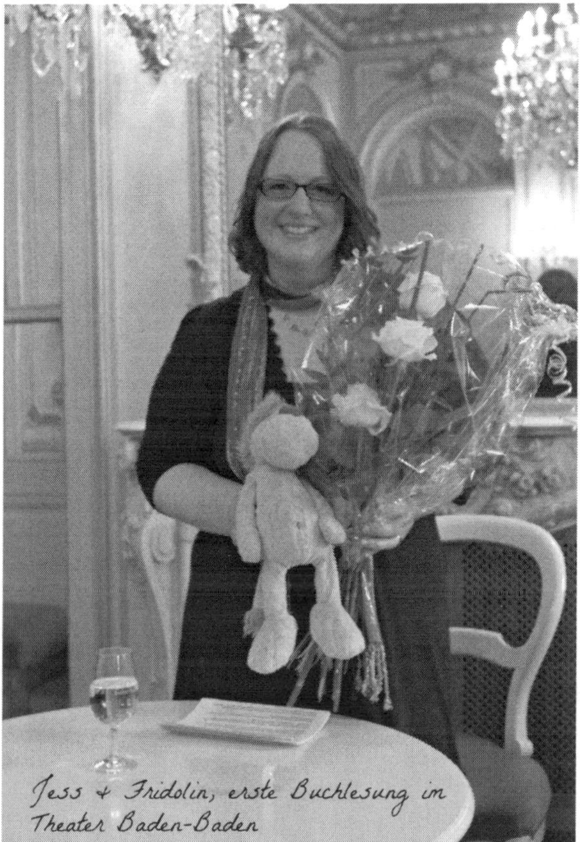

Jess & Fridolin, erste Buchlesung im Theater Baden-Baden

Jess Doenges

Mein Krebs heißt Leben …

1

Mitte Juni • Operation • Diagnose Morbus Hodgkin, auch bekannt als Hodgkin-Lymphom oder Lymphdrüsenkrebs anstatt vermuteter Katzenhaarallergie • Rückblick auf den März

Nicht so schön

„Das Ergebnis ist leider nicht so schön“, verzieht die Ärztin das Gesicht. „Es wird zwar noch einen Befund geben, aber dieser erste stimmt meistens.“

Wieso bloß gibt es dann zwei bzw. warum warten sie den zweiten Befund nicht ab, bevor sie mich verrückt machen?

Ich bin seltsam klar in diesem Moment, in dem ich auf einem HNO-Behandlungsstuhl in einer Minikabine sitze, in der HNO-Abteilung eines Krankenhauses, in dem ich vor Kurzem operiert wurde. Warum ich ausgerechnet hier gelandet bin, ist mir bis heute schleierhaft. Ich habe nichts an der Nase oder an den Ohren. Aber scheinbar werden Routine-OPs am Hals eben auch hier durchgeführt. Man hat mir zwei Lymphknoten entnommen, um herauszufinden, ob sie befallen sind. Befallen von Krebszellen.

Rechts von mir liegen allerhand Ohren-Instrumente, links an der Wand hängt ein Kinderbuchbild, *Aachen bei Belgien* steht darauf.

Wie bitte? Ach so, es soll ein Reisebüro darstellen.

Wohin wird meine Reise gehen?

Die Ärztin ist verschwunden, um in der Stadtklinik in Baden-Baden anzurufen, damit ich dort möglichst schnell einen Termin für die Computertomographie kriege und nicht wieder hierher nach Karlsruhe kommen muss. Sie erreicht niemanden, kommt zurück und ignoriert beharrlich meine Fragen nach den Heilungschancen, indem sie mich auffordert, das kleine

Versicherungskärtchen für die Überweisung herauszusuchen. Ich zerre es aus dem Portemonnaie. Komisch, sonst finde ich in dieser Tasche nie etwas so schnell. Ich schaue wieder das seltsame Bild an der Wand an, die Ärztin verschwindet erneut, eine andere schaut herein, sie sucht etwas und scheint mich nicht zu bemerken.

Vielleicht bin ich unsichtbar?

Jetzt kommen die wirren Gedanken, aber das ist vielleicht auch normal, immerhin habe ich anscheinend Krebs. Zwei Wochen haben sie mich warten lassen, zwei Wochen, obwohl man auf dem Fax der Klinik deutlich sehen kann, dass der Befund schon zehn Tage alt ist.

Wie lange sie wohl für den zweiten Befund brauchen?

Plötzlich fühle ich mich wie in Watte gepackt, bekomme alles nur noch wie durch einen Schleier mit – die erste Ärztin erscheint wieder, reicht mir das Kärtchen sowie eine Überweisung und die Telefonnummer der Klinik in Baden-Baden, weil sie immer noch niemanden erreicht hat. Sie schweigt weiterhin, auch als ich frage: „Aber es ist doch heilbar?“

Sie zuckt mit den Schultern, öffnet eine Mappe – meine Akte –, holt eine Faxkopie heraus und drückt sie mir in die Hand. Der Befund. Dann streckt sie mir die Hand entgegen:

„Alles Gute für Sie!"

Deutlicher kann man es kaum sagen: Ich soll gehen.

Gut, dann mache ich das.

Benommen laufe ich an anderen Patienten vorbei, an Ärzten, durch den Warteraum, das Foyer – ich bekomme von dem, was um mich herum los ist, gar nichts mit.

Draußen dauert es ewig, bis mein soeben eingeschaltetes Mobiltelefon Netzempfang hat. Dann wähle ich sofort die Nummer der Praxis meiner Hausärztin, heulend. Ich haue der armen Arzthelferin ein paar Worte um die Ohren: die Diagnose, die Bitte, einen Termin in der Stadtklinik zum CT zu machen. Als ich merke, dass ich völlig durcheinander bin und schon bis zur Bahnhaltestelle gelaufen bin, entschuldige ich mich, dass ich so viel auf einmal geredet habe.

Wie bin ich unfallfrei über die Straße gekommen?

Die Arzthelferin ist weiterhin ganz ruhig: „Wir rufen zurück!"

Kaum fünf Minuten später ist meine Hausärztin am Telefon. Ganz ruhig fragt sie nach dem genauen Befund, lässt ihn sich von mir mehrfach vorlesen, fragt: „Steht da wirklich Hodgkin? Oder steht dort Non-

Hodgkin?“

„Da steht Hodgkin“, wiederhole ich, lese ihr zweimal vor, was da steht, und weiß nicht weshalb, aber ich werde ruhiger, vor allem, als ich ihre nächsten Worte erfasse: „Das ist gut. Sie haben den besseren der beiden Krebse erwischt. Wenn nirgendwo sonst etwas ist als im Hals, haben Sie über 90 Prozent Heilungschance.“

Dann folgen noch ein paar Sätze mit organisatorischen Dingen. Sie wird sich um alles kümmern, darauf läuft das Ganze hinaus. Wir beenden das Telefonat, und ich putze mir erstmal die Nase.

Ich steige in die Straßenbahn und will

heimfahren. Nein, Moment, ich wollte doch eigentlich Tine, eine Freundin besuchen. Tine, die ich ein halbes Jahr nicht mehr gesehen habe. Na, tolles Timing. Ich mach´s aber trotzdem. Auf der halbstündigen Fahrt schicke ich SMS an Freunde, weil ich überhaupt nicht mit so einer Diagnose gerechnet habe und eher nebenbei von diesem Montag erzählt hatte.

***

Rückblick – drei Wochen zuvor glaubte nicht einmal der diensthabende Arzt daran, dass mir etwas fehlt:

„Ich operiere Sie nicht, ohne dass mir Ihre Blutwerte vorliegen - Sie haben

bestimmt nur eine Katzenhaarallergie!"
Der Arzt im Krankenhaus motzt mir ins Gesicht, seine Kollegin ist genauso sprachlos wie ich.
Entsprechend gereizt reagiere ich: „Bitte? Glauben Sie, ich sitze hier mit meiner Überweisung und den Untersuchungsunterlagen nur zum Spaß, weil ich gerade Zeit hatte? Im Blut ist nichts zu sehen, hat mir meine Hausärztin gesagt, aber sie und mein HNO-Arzt meinten, eine OP sei notwendig, um zu schauen, ob die Lymphknoten befallen sind oder nicht!"
Ich bin hundemüde, treibe mich seit sechs Stunden zu Voruntersuchungen

im Krankenhaus herum und habe auch schon ein Zimmer und ein Bett zugeteilt bekommen. Und nun weigert sich der Herr Doktor, mich zu operieren. Er lässt sich von niemandem umstimmen, meine Hausärztin hat die Praxis bereits geschlossen, also packe ich unverrichteter Dinge meine Sachen wieder ein und fahre nach Hause.
Seit Wochen wird mir alles Mögliche erzählt: *„Wir müssen etwas Bösartiges bloß ausschließen, es ist aber nur ein kurzer Routineeingriff.", und so weiter.* Auf dem Ultraschallbild haben zwei Ärztinnen vergrößerte Lymphknoten bemerkt, im Blut ist nichts, ein HNO-Arzt hat die vergrößerten Lymphknoten ertastet.

Und jetzt will mich der diensthabende Arzt in der Klinik nicht operieren. Okay, wäre ich zu einer Nasen-Schönheits-OP gekommen wie die vielen anderen Patienten, die ich gesehen habe, dann wäre er vielleicht williger und auch ein bisschen netter gewesen, aber so? Also einen Schnitt am Hals, um einen Lymphknoten zu entnehmen, nö, das macht er nicht. Auch nicht, als ich sage, dass ich weder eine Katze besitze noch Kontakt zu ihnen habe.

„Eine Operation bei Ihnen ist so unnötig wie ein drittes Nasenloch“, meint er abschließend zu mir.

Zu Hause sitze ich dann da und bin

sogar ein bisschen erleichtert. *Okay,* denke ich mir, *wenn der mich heimschickt, dann ist wohl auch nichts. Ich geh da nicht wieder hin.* Meine Hausärztin überredet mich aber am nächsten Tag, es doch zu tun.

An diese Erlebnisse muss ich jetzt denken, während die Straßenbahn durchs Land tuckert. *Drittes Nasenloch, pah!* Ich bekomme Kraft-SMS und Anrufe, und bei Tine angekommen, trinke ich erstmal einen Schnaps. Das brennt! Die Wärme, die er auslöst, tut gut und passt zu der Ruhe, die ich ganz plötzlich in mir habe. Die Watte um mich herum löst sich langsam auf.

Wir reden. Tine meint, es komme sicher nichts von dem an, was sie erzählt, aber ich spüre, dass es eine gute Idee war, hierherzufahren.
Dann ruft Annika an. Meine Liebe, meine Freundin, in den Klinikunterlagen „Lebensgefährtin" genannt, mein wichtigster Mensch. Sie redet leise, klingt bedrückt.
O nein, denke ich, *ich muss ihr sagen, dass es mir gut geht, sie soll sich keine Sorgen machen.*
Der Schnaps hat mich beruhigt, ebenso wie die Worte meiner Hausärztin, und ich weiß ganz plötzlich, ich schaffe das. Ich spüre nichts von diesem komischen Krebs-Dings in mir. Wie vorher mit

Tine kann ich Späße machen.
Annika muss weiterarbeiten, aber ich will noch nicht auflegen. Will ihr sagen, dass sie sich keine Sorgen um mich machen muss. Dass ich sie liebe und wir noch tausend Jahre zusammen sein können. Und dass das eigentlich alles gar nicht wahr ist, sondern nur ein böser Traum.
Ist es aber nicht.
Alles wahr, alles seltsam in mir.
Meine Freundin Ilona ruft an, sie ist sehr traurig, sagt sie, und ich möchte sie ebenfalls trösten, aber meine Gedanken fahren wieder Achterbahn.
Tine fährt mich nach meinem Besuch bei ihr zum Supermarkt, der auf dem

Weg zu meiner Wohnung liegt, damit ich den Bus nicht nehmen muss. Vorher hat mir eine Bekannte, die bei ihr arbeitet, noch einen Schmatzer auf die Wange gedrückt und mein so schön lang gewordenes Haar bewundert. Ach ja, die Haare. Haare und Krebs – das passt doch nicht zusammen.

Kriege ich jetzt eigentlich `ne Glatze?

Morbus Hodgkin

Die Begriffe „Morbus Hodgkin“, „Hodgkin-Lymphom“ und „Lymphogranulomatose“, abgekürzt oft als HD, bezeichnen eine bestimmte Form von Lymphdrüsenkrebs. Das wichtigste Symptom der Erkrankung sind schmerzlose Schwellungen von Lymphknoten. Durch eine Gewebeuntersuchung können sogenannte Sternberg-Reed-Zellen festgestellt werden, die das Hodgkin-Lymphom von anderen Krebsarten abgrenzen. Die Krankheit wurde nach dem englischen Arzt Thomas Hodgkin (1798–1866) benannt, der sie 1832 zum ersten Mal beschrieb.

2

Erste Warnhinweise • Bei Hodgkin gibt es 90 Prozent Heilungschance • Dazwischen das ganz normale Leben

Ich habe wirklich Krebs

Zu Hause angekommen, telefoniere ich mit Diana. Sie hat gesimst und sich Sorgen gemacht.
„Hallo, da bin ich, ich bin ganz ruhig, habe den besseren von zwei Krebsen, neunzig Prozent Heilungschance."
Mittlerweile geht das Erzählen ganz automatisch, und in diesen Momenten bin ich auch vollkommen überzeugt von dem, was ich da von mir gebe. Es

wird alles gutgehen, ganz bestimmt!
Die Chipstüte, die ich vorhin im Supermarkt extra fürs abendliche Fußballspiel gekauft habe, rühre ich kaum an, denn das Telefon steht nicht mehr still.
Sabine sagt, ich soll anfangen, an mich selbst zu denken, in mich reinzuhören. Dabei dachte ich, ich mache das schon so lange, und seit ein paar Wochen fühle ich mich wirklich ganz in meiner Mitte. Und ausgerechnet da bekomme ich Krebs? Komische Sache, das Leben.
Ich hatte vor ein paar Monaten einen Traum:
Ich war bei einem neuen Arzt, der zu mir sagte:

„Nehmen Sie Zink!“

Weil der Traum so real war, ließ er mich nicht los. Ich erzählte Diana davon, und sie kannte tatsächlich eine Arztpraxis, die sich auf Schilddrüsenerkrankungen spezialisiert hat, und in dieser Praxis arbeitet jemand namens „Zink“. Also ging ich hin, zumal ich in der sonst gut ausgebuchten Praxis innerhalb von drei Tagen einen Termin bekam. Ernst nahm ich das alles nicht ernst, dachte eher, ein Schilddrüsen-Check kann nicht schaden. Ich nehme schon jahrelang Schilddrüsenhormone ein, und außerdem hat sich Diana so viel Arbeit mit der Suche gemacht. Nun sieht es so aus, als ob sie mir damit das Leben gerettet hat. Die Ärztin in der Zink-Praxis machte ein Ultraschall und fand einen großen Lymphknoten in meinem Hals. Damit kam alles ins Rollen, ich wurde zu einem HNO-Arzt überwiesen und dann in die Klinik.

Annika ruft an, als sie von der Arbeit kommt.

"Dass du so cool bist", sagt sie.

Was soll ich machen? Ich kann ja nicht weglaufen. Nicht vor dem, was in mir ist. Wir reden, es geht mir wirklich gut, ich bilde mir das nicht nur ein, es fühlt sich wirklich so an. Vielleicht liegt es auch daran, dass ich mir nicht so recht vorstellen kann, dass das alles ausgerechnet mir passiert.

Als wir auflegen, kann ich nicht schlafen, bin total aufgedreht. Also lese ich.

Als es hell wird und die ersten Vögel zwitschern, schlafe ich ein.

***

Ein neuer Tag

Ich bin heute irgendwie ruhelos. Schnell frühstücke ich, dann zieht es mich nach draußen. Ich muss einen Termin beim Arbeitsamt vorverlegen, also fahre ich hin. Ich bin arbeitslos, aber ausnahmsweise klappt mal was, ich kann meine Sachbearbeiterin schon in vier Tagen sehen, die Dame am Empfang ist ausnahmsweise auch mal nett. Ich laufe durch den Park zurück zur Bushaltestelle. Luft. Atmen. An der Oos entlang, die Oos, unser Stadtflüsschen. Mir kommen die Tränen. Ich möchte das alles wieder gesund und glücklich erleben, ohne diesen Schatten.

Der Bus braucht ewig in die Stadt, dabei zieht es mich plötzlich wieder nach Hause. Aber ich muss auch einkaufen. Also los!

Irgendwie tut mir heute alles weh. Rücken, Beine, alles. Ich bin voll der Hypochonder!

Die Arzthelferin meiner Hausärztin ruft

an, schon morgen hab ich einen CT-Termin in der Stadtklinik. Prima. Kurz darauf simst Diana, ob sie mitkommen soll, sie ist die andere Arzthelferin meiner Hausärztin, und wir haben uns vor ein paar Monaten angefreundet. Es tut ungemein gut, dass sie mir helfen will, aber ich habe den leisen Verdacht, dass ich später noch sehr auf andere Menschen angewiesen sein werde. Also möchte ich, solange ich mich noch frei bewegen kann, alles selbst erledigen. Ich war immer schon sehr eigenständig, und ich weiß ja nicht, wie lange ich die anderen bald strapazieren muss.
Ich maile einigen Leuten die schlechten Neuigkeiten. Zum ersten Mal sehe ich

es geschrieben, schwarz auf weiß – ich habe Krebs. Das sieht ganz komisch aus. Nein, so was passiert doch nicht mir …

***

Ich gehe spazieren, den iPod auf den Ohren, und höre PINK. Die frische Luft und diese zeitweise wütende Musik tun gut. Am Abend esse ich Chips und Schokolade, jetzt ist ja sowieso alles egal. Wer weiß, wann ich so etwas wieder essen will und kann und darf. Um 20 Uhr bin ich todmüde, mir fallen die Augen auf der Couch zu, und ich gehe ins Bett. Doch kaum liege ich, bin ich wieder hellwach. Meine Gedanken rasen durch den Kopf. Irgendwann muss das doch mal aufhören, dieses Denken. Ich sehe der Dämmerung draußen zu, dann bekomme ich einen Weinkrampf, aber der ist dann auch schon wieder so schnell vorbei, wie er gekommen ist. Komisch. Sonst versiegen meine Tränen nie so schnell. Und ich denke und denke nach ... ...

3

Meine erste Woche mit Krebs •

Voruntersuchungen,

Computertomographie •

Herausfinden, in welchem

Stadium ich mich befinde •

Zahlenspiele • Bindungen

I´m gonna close my eyes and count to ten (Tina Dico)

Mehr geschlafen als in der Nacht davor habe ich schon, aber morgens bekomme ich wieder einen Heulkrampf, weil ich mich zu einem Knäckebrot zwingen muss. Und das mir, ich bin ein absoluter Frühstücker! Ist doch alles nicht normal!

Ich denke, dass ich den Tag unmöglich überstehen kann, aber dann wird er doch ganz gut: Im Festspielhaus arbeite ich stundenweise neben Hartz IV. Ohne diesen Job wäre ich aufgeschmissen – Hartz IV allein reicht nicht, weil die Wohnung beispielsweise zu teuer ist und nicht voll bezahlt wird. Außerdem brauche ich den Kontakt zu den Menschen, von denen viele in den letzten Jahren zu Freunden geworden sind. Kollegen zu haben und zumindest ein paar Tage im Monat das Gefühl haben zu können, dass man noch irgendwie am Arbeitsleben teilnimmt -

das alles ist ganz wichtig für mich. Heute steht der wöchentliche Englischunterricht auf dem Programm. Alles ist plötzlich ganz einfach. Das Erzählen, das Traurigsein, das Hoffen. Und die Anteilnahme: Meine Englischlehrerin gibt mir nach der Stunde ihre Telefonnummer und sagt, sie freut sich, wenn ich sie anrufe. Sie umarmt mich, als mir vor dem Festspielhauseingang die Tränen kommen, und dann besuche ich eine Kollegin, die sich sehr freut, mich zu sehen, aber auch geschockt ist wegen der Diagnose.

***

Seit einigen Wochen rezensiere ich Bücher fürs Internet, und die werden mich hoffentlich durch den Sommer bringen. Ich nehme mir für heute wieder eines vor und bin froh, dass ich eine solche Beschäftigung gefunden habe. Allerdings werde ich auch dort Bescheid geben müssen, dass es vielleicht mal länger dauern kann, bis ich eines gelesen habe. Obwohl – Krankenhauswartezeiten lassen sich lesend sicherlich leichter ertragen.

Mein ganzer Körper schmerzt heute, aber das kommt nur vom Kopf. Habe ja vorher den Krebs auch nicht bemerkt. Die Sonne scheint mir zu hell, und ich

hab keine Lust, gleich zur Stadtklinik zu fahren – Computertomographie. Diana kommt doch direkt in der Klinik vorbei, obwohl ich nein gesagt habe, und jetzt bin ich froh, dass sie da ist. Die Frau an der Anmeldung ist supernett. Sie drückt mir eine Flasche mit einer durchsichtigen Flüssigkeit und einen Becher in die Hand, eine Stunde Zeit soll ich mir damit lassen und die letzten 0,2 Liter erst kurz vorher trinken, also quasi, wenn sie mich aufgerufen haben.
Ich habe mal gehört, dass Kontrastmittel eklig schmecken soll. Ich probiere vorsichtig, aber eigentlich geht ′s. Ein bisschen wie abgestandenes

Wasser.
Die Stunde geht schnell vorbei. Ich muss dringend auf de Toilette und habe das Gefühl, Blase, Magen und Darm platzen. Aber dann werde ich aufgerufen und in eine enge Kabine geschickt. Na, wer Platzangst hat, dürfte hier Probleme haben, sich auszuziehen.
So, der BH ist weg, ansonsten wird durch die Klamotten ge-c-t-t. Nur die Hose muss ein Stück runter, als mich eine Frau aus dem Kabuff befreit und ich dann auf dem komischen Brett in der Maschine liege.
„Ich mach einfach mal", sagt die Frau lachend. Sie ist mir wesentlich

angenehmer als das junge Mädel, das später hereinkommt, mir die Hose noch weiter herunterreißt und dann ruft: „Nicht bewegen!“, als ich erschrocken hochfahre.
Über mir ist ein schmales Fensterchen in der Maschine, darin blinkt es rot, und etwas dreht sich. Darüber steht *„Nicht in den Laser sehen.“* Ja, wohin denn dann? Ich schließe die Augen, die Arme hinterm Kopf, das Plastik schneidet unangenehm ein.
Dann eine Stimme: „Die Kollegin ist noch nicht da, Sie können noch entspannt liegen.“
Haha. Entspannt auf dem Brett!
Okay, ich versuch´s. Zum Glück bleibt

mir die Nadel im Arm erspart. Der nette Arzt, der zwischen Tür und Angel Allergien und Vorerkrankungen mit mir besprechen soll, spart sich den Rest des Gesprächs gleich, als er hört, dass ich eine Schilddrüsenerkrankung habe. Dann dürfe ich ja kein Jod bekommen, wegen der möglichen Einlagerungen in die Schilddrüse. Man sähe ohne das Kontrastmittel in der Vene die Organe nicht so deutlich, aber es ginge trotzdem. Ich frage mich, warum man das Zeug überhaupt spritzt, wenn es eigentlich ohne geht.

Als die CT endlich beginnt, denke ich an die Nordsee. Das ging mir schon im Kernspingerät ein paar Wochen vor der

OP so. Aber darin war es schlimmer. Die Infusionsnadel drückte, und das Gerät klopfte schrecklich laut. Heute ist es dagegen fast ein Spaziergang.
Aber jetzt habe ich richtig Angst, dass der Krebs vielleicht doch nicht nur im Hals sitzt.
Ich muss mal.
Aber es gibt kein Entkommen:
„Einatmen und die Luft anhalten!" -
„Ausatmen!" Es gelingt mir kaum, die Luft so lange anzuhalten, wie die Computerstimme das von mir verlangt, und wenn ich dann wieder atmen darf, geht das nur unregelmäßig.
Neben Bildern von der Nordsee habe ich plötzlich Tina Dico´s Song *Count to*

ten im Kopf. Bis zehn zählen. Jo. Mache ich mehrfach. Nach Ewigkeiten soll ich die Hände unter die Oberschenkel klemmen, aber dafür darf ich jetzt nicht mehr schlucken. Das Gerät ist so laut und die Stimme so leise, dass ich nicht verstehe, ob ich irgendwann überhaupt wieder schlucken darf. Vor lauter Stress vergesse ich, vernünftig zu atmen.

Ach herrje. Was für ein Stress!

Endlich ist es vorbei, und ich sage der CT-Frau, dass man das mit dem Schlucken gar nicht richtig verstehen kann. Immerhin jagen sie tagtäglich etliche Menschen durch diese Röhre, das muss denen doch auch mal jemand sagen.

Sie lacht nur: „Das macht nichts, wir haben alles!"

ALLES. Was? Den Krebs? Mich? Hilfää!

Nun darf ich mich anziehen und endlich auf die Toilette gehen. Diana ist mit ihrer kleinen Tochter da, absolut geduldig sitzen sie da und warten mit mir. So ein fröhliches Kind ist bei all der Angst und den vielen stillen Patienten um einen herum wirklich eine Wohltat.

Der Arzt bittet mich in sein Zimmer. Er ist nett, aber ein absoluter Dramaturg. Er ruft die Bilder am Bildschirm auf und ich gucke mit. Er will von oben nach unten alles durchgehen, aber das am Hals weiß ich doch schon.

„Die Lunge …" Er klickt und klickt und

klickt.

Ich sehe etwas großes Weißes. *Oje, ich sterbe doch!*

Und dann er: „Da ist nix!“ Er klickt weiter, guckt: „Ja, da ist nix.“

Puh, ausatmen. Mein Herz rast: „Und der Bauchraum?“

Wieder wildes Geklicke und eine lange Pause. Da sei auch nichts, sagt er, und dass er wegen des fehlenden Kontrastmittels die Leber schlecht sähe, aber da sei eigentlich auch überall nichts.

Ich bin erleichtert. Das heißt, jetzt habe ich in der Tat neunzig Prozent Heilungschance. Ich bekomme eine CD mit den Bildern mit *(Hurra, ich passe auf eine CD!!),* und draußen ist alles toll: Die Sonne scheint, die Vögel zwitschern, und ich lache Diana an: „Bei meiner Körpermasse kriegen die paar bösen Zellen mich doch nicht klein!!“

***

Balsam für die Seele

Sabine ruft an. Sie ist für mich einer der beruhigendsten Menschen überhaupt. Sie meint, der Tag sei eine 7 gewesen und darum *musste* alles gutgehen. Eine 7? Ah. Das Datum komplett zusammenrechnen und dann die Quersumme nehmen, erklärt sie. Wenn also beispielsweise der 25. August 2009 genommen wird, dann ist das ein guter Tag, denn 25+8+2+9=44 und die Quersumme ist 8. Und die 8 ist ´ne gute Zahl, die mag ich. Man kann es durchgeknallt nennen, aber dieses Schema wird mich bewusst und unbewusst in den nächsten Monaten begleiten – rechnen und mich mit guten Zahlen beruhigen. Man muss natürlich auch Zahlen mögen, manche Zahlen lieber haben als andere und auch irgendwie wissen, welche gut zu einem passen. Mir jedenfalls tut das Aneinanderrechnen gut.

Sabines Tipps helfen mir immer sehr, und sie gehört zu den Menschen, deren Stimme ich am Telefon nur kurz hören muss, um zu wissen, alles ist gut. Mein Tag wird besser, meine Stimmung hebt sich – sie schafft es immer, dass ich Dinge in einem positiveren Licht sehe. Genau wie meine liebe süße Amo, meine jüngste Freundin, die danach anruft, und hinterher telefoniere ich noch mit einigen anderen.

Meine Englischlehrerin sagt, ich soll positive Menschen bevorzugen – das tue ich gerade. Ich halte Menschen, die mir nicht guttun, von mir fern und spreche mit Menschen, die Balsam für meine angegriffene Seele sind.

Gefühlsmäßig geht es mir tagsüber gut, auch wenn ich von dem Kontrastmittel drei Tage lang Magenprobleme habe,

was mir tierisch auf die Nerven geht.Nur die Nächte – die sind richtig schlimm und machen mir Angst. Aber ehe ich mich versehe, ist Annika da. Sie hält mich die ganze Nacht fest; wann immer ich aufwache, ist sie da und drückt mich an sich. Ich sage zu ihr, wenn ihr das alles zu viel wird und sie sich zurückziehen muss, kann ich das verstehen. Sie soll es mir nur sagen, damit ich nicht einfach so plötzlich alleine dastehe. Aber sie meint: „Wir stehen das zusammen durch und gut ist!"
Das tut gut und erleichtert mir das Leben ungemein, trotz der Sorge um sie und der Angst, dass ich ihr auf die

Nerven gehen könnte. Dieser beginnende Kampf ums Überleben wird dadurch leichter, dass ich sie habe. In der letzten Woche war ich meist sehr pragmatisch und stark, habe Broschüren bei der Deutschen Krebshilfe bestellt, auch Informationen für die Angehörigen, aber nun kann ich schwach sein und bin es auch, wir reden viel und schweigen miteinander.

***

Helga ruft an. Sie kenne ich seit mehr als zwölf Jahren, und obwohl wir 400 Kilometer auseinander wohnen, uns lange nicht gesehen und nicht mehr so oft wie früher telefoniert haben, gibt es da eine ganz enge Verbindung. Man erreicht sie nicht immer gleich, und ich wusste auch nicht, ob es gerade passt, wenn ich anrufe und ihr die Nachricht überbringe. Weil ich es ihr aber auch nicht verschweigen wollte, habe ich ihr einen Brief geschrieben. Als sie anruft, weint sie.

„Ich habe schon zweimal von dir geträumt, Jess“, sagt sie. „Und jetzt weiß ich auch, wieso.“

Wir träumen oft voneinander. Oder ich denke an sie, will sie anrufen, und dann klingelt das Telefon, und sie ist dran. Es kommt vor, dass ich morgens einen Brief in den Briefkasten werfe und sie abends anruft und ich dann sage: „Ich kann dir doch jetzt nicht alles schon verraten, morgen bekommst du Post von mir", und wir lachen.

Heute sind wir eher still. Früher habe ich munter gesagt: „Ach, wir beide werden nicht an irgend einer blöden Krankheit sterben – wir haben das Mistpensum in unserem Leben doch schon längst erreicht!"

Heute ist sie es, die überzeugt feststellt: „Du wirst nicht sterben."

Irgendwie fühlt es sich für mich ja auch so an, als ob das alles nicht wahr ist. Entweder, sie haben sich geirrt, oder das passiert gerade nicht mir. Das ist sicher noch immer der Schreck, aber es fühlt sich okay an.

Okay ist auch, dass ich es nicht allen

sage. Früher oder später werden die Leute es mir ohnehin ansehen, und was andere betrifft, wie zum Beispiel meine Familie, da reicht es, wenn sie es im August erfahren, wenn ich nicht zu den Geburtstagen kommen kann.
Ich habe nur wenige enge Bindungen zu einzelnen Familienmitgliedern, und die paar, die mir wichtig sind, möchte ich nicht schockieren. Sie sollen sich möglichst wenig Sorgen machen, meine Großeltern zum Beispiel. Sie haben wie mein kleiner Bruder im August Geburtstag, die drei können die Zeit bis dahin ja noch ein bisschen sorglos verbringen. Ich werde nur mit ihnen telefonieren, wenn es mir gutgeht.

Die seltsamen Familienmitglieder brauchen es gar nicht zu wissen. Ich muss mich schützen, vor Unverständnis, falscher Anteilnahme und komischen Ratschlägen.
Meine Freunde sind meine Familie – sie konnte ich mir aussuchen, und viele davon kenne ich schon seit Jahren. In den kommenden Monaten verstärkt sich dieser Gedanke: Man sollte es tatsächlich nur Menschen sagen, die einem wirklich nahestehen.

Die Heilungschancen
In den letzten Jahrzehnten ist die Überlebensrate beim Hodgkin-Lymphom deutlich gestiegen. Heute

geht man von einer Heilungschance von mindestens 90 Prozent aus, auch wenn der Krebs schon weiter fortgeschritten ist. Auch bei Kindern und Jugendlichen ist die Heilungschance gut; hier geht man von 95 Prozent aus.

Beim Arbeitsamt • Meine Hausärztin • Organisatorisches • Broschüren von der Deutschen Krebshilfe • Hamsterkäufe • Irgendwie trotzdem leben • Geschenke • Ängste und Freuden

Setz´ dich durch, dann schaffst du alles. (Jess)

Es hilft alles nichts, ich muss zum Arbeitsamt. Meine neue Sachbearbeiterin kenne ich noch gar nicht, aber meine anfängliche Angst und Aufgeregtheit verschwinden bald, denn sie ist wirklich nett. Wir reden ganz offen über alles, sie empfiehlt mir die Tafel, wo ich in Zukunft frisches Gemüse einkaufen kann.

Wichtig ist mir auch: Ich möchte vermittelbar bleiben, denn ich brauche einen Job. Dieses ständige Daheimgehocke kann auf die Dauer ja wirklich nicht gesund sein. Ich darf MEB beantragen, das ist der Mehrbedarf, den man hat, wenn man chronisch krank ist. Bei mir sind das

etwa 50 Euro für die spezielle Ernährung bei Krebs. Tolles Gesetz. Auch ein gesunder Mensch braucht doch Vitamine! Dennoch - mit einem guten Gefühl fahre ich, den Antrag in der Tasche, in die Stadt zu meiner Hausärztin.
Vorher hatte ich echt Bammel, aber das ist wirklich ein guter Tag, und im Nachhinein denke ich, selten habe ich auf dem Amt einen solchen Engel erlebt.
Meine Hausärztin füllt das Formular aus, ich erledige den Rest, und dann kann ich es noch am selben Tag wieder beim Amt abgeben. Cool ist auch, dass meine Hausärztin sich den Arzt, der

mir die Lymphknoten-OP verweigert hat, ordentlich zur Brust genommen hat. Gut. Dann muss ich dort wenigstens nichts mehr dazu sagen. Alle meine Fragen lösen sich in Luft auf, denn sie erklärt mir alles supertoll und bereitet mich auf das vor, was kommt. Ich kann mit allem leben - das Einzige, was mich stört: Ich muss zur ambulanten Behandlung meines Krebses doch wieder in die Klinik nach Karlsruhe, die Stadtklinik in Baden-Baden nimmt momentan nur stationär auf. Das soll sich nächstes Jahr ändern. Ich möchte auf keinen Fall stationär in Behandlung, meine vier Wände werde ich brauchen, um zur Ruhe zu kommen und gesund zu werden.

Dann geht alles ganz schnell: Schon am Mittag ruft mich die Klinik in Karlsruhe an, ich habe kommende Woche einen Termin zu Vorgespräch und Voruntersuchung. Damit ich weiß, was auf mich zukommt, sagt die freundliche Frauenstimme am anderen Ende der Telefonleitung, dass Blut abgenommen und eine Knochenmarkpunktion gemacht wird. Vor den Schmerzen habe ich ziemliche Angst, aber da muss ich durch.

***

Als ich bei der Krankenkasse wegen der Fahrtkosten nachfrage, bleibt der junge Mann im Service Center erstmal der

einzig Nette. Er findet es toll, dass ich helfen möchte, Geld zu sparen, und darum frage, ob sie die Gebühren für eine Zusatzkarte zu meiner Monatskarte übernehmen, mit der ich nach Karlsruhe fahren könnte.
Außerdem plaudern wir ein wenig, ich sei in seinem Alter und was für einen Krebs ich denn hätte – er ist wirklich sehr lieb. Aber leider bearbeitet nicht er meinen Fall, sondern so eine Terrierfrau. Sie sagt barsch, der Arzt müsse einen Transport verordnen und dann soll ich Taxi fahren. Basta.
Wow! Taxi von Baden-Baden nach Karlsruhe und zurück. Na, liebe Krankenkasse, viel Spaß bei *den* Kosten!

Da wundert mich echt nix mehr, wenn die so mit dem Geld umgehen. Ich bleibe aber dabei, werde alles beantragen, egal, wie sehr es mich gerade nervt. Nur wer hartnäckig ist, kommt angeblich weiter. Lieb und harmlos war ich lange genug!

Abends übermannt es mich wieder, und ich muss heulen, kurz, aber heftig. Mir ist das ganze organisatorische Zeugs zu viel. Da ist man nun also krank und muss sich auch noch um lauter Formularkram kümmern! Dazu kommen die vielen Fragen – hält mein Körper so eine Chemotherapie aus? Wann werde ich wieder normal leben können bzw. werde ich überhaupt wieder normal leben? Werden meine endlich lang gezüchteten Haare ausfallen? Eigentlich fühle ich mich doch ganz gesund, das bisschen Müdigkeit und ab und zu Schwindel, pah! Das kann ja auch von der Schilddrüse kommen.

Aber so `ne Chemo, macht die nicht richtig krank?

***

„Melissa hat es auch geschafft!“

(Birgit)

Auf dem Weg zum Einkaufen sehe ich ein Nähstudio mit einer total süßen blauen Tür, eher abseits von der Straße. Dass ich es ausgerechnet jetzt zum ersten Mal wahrnehme, ist kein Zufall, glaube ich. Und was ich hier tue, ist eigentlich totaler Wahnsinn für mich als Hartz IV-Empfängerin, macht aber glücklich: Ich bestelle zwei Kopftücher – ein blaues und ein rosafarbenes. Wenn die Haare ausfallen, dann will ich keine Perücke oder so was. Hey, der Sommer kommt – es geht doch nichts über eine coole Sommerfrisur - und der Stoff ist wirklich wunderschön. Die Näherin erzählt mir, dass ihre Freundin ebenfalls an Krebs erkrankt ist und sich ein Piratentuch mit Knochen drauf hat nähen lassen. Das wäre mir dann doch zu makaber. Meine werden so richtig schöne Mädchentücher mit Glitzer drauf.

***

Mit Amo gehe ich frühstücken, und obwohl ich richtig Hunger habe, kommt hinterher alles wieder raus. Na, vielleicht wird es ja noch was mit der Traumfigur. Wenn das so weitergeht, kann ich später sagen: „Ich habe zwanzig Kilo *ohne* Weight Watchers abgenommen!“ Hahaha!!

Das Treffen tat gut, allerdings habe ich gespürt, wie erstaunt, aber auch ergriffen Amo war, weil ich mit all dem so seltsam gelassen umgehe. Es tat mir unendlich leid, dass sie es auf der Arbeit erfahren hat und jetzt Angst um mich hat. Ich kann ihr Einiges erklären, habe ja schon ´ne Menge in den Broschürendownloads der Deutschen Krebshilfe nachgelesen.

Seit gestern verabschiede ich mich von meinem Haar, und ich bitte Amo, Fotos von mir zu machen.

Es ist ein bisschen schwer, wie auch bei einigen anderen, Amo zu vermitteln, dass ich auch weiter an ihrem Leben, ihren Gedanken interessiert bin. Alles soll so normal weitergehen wie möglich – und wer will schon immer nur über Krebs und Krankenhäuser sprechen?

***

Abends und nachts spüre ich ganz stark die Endlichkeit meines kleinen Lebens. Aber Amo hat recht: „Nur nicht aufgeben!"

Ich versuche es, und ich hoffe, dass ich mich niemals hängen lassen werde. Das ist nicht meine Natur, und ich bin überzeugt davon, dass alles gutgehen wird, wenn ich nur nicht den Glauben daran verliere.

***

Wie es aussieht, war mein letztes Vorstellungsgespräch vor dem ganzen Krebsgedöns erfolgreich. Tatsächlich könnte ich am 1. Januar, also in einem halben Jahr, meinen neuen Job beginnen und den ganzen Hartz-IV-

Mist hinter mir lassen. Das wäre wie ein „Reset“ am PC. Ich traue mich aber nicht, meinem zukünftigen Chef vom Krebs zu erzählen. Noch nicht.

***

Im Bus kommt mir eine Frau entgegen, die offensichtlich schon länger Krebs hat. Ich kenne sie nur vom Sehen, aber gerade heute ist es für mich nur schwer zu ertragen, daran zu denken, wie lange so etwas dauern kann, bis man vielleicht wieder gesund ist. Oder nie? Die Autorin Cornelia Funke erzählt im Fernsehen vom Krebstod ihres Mannes. Sie berichtet von vielen schrecklichen Dingen, aber auch, wie wunderbar intensiv sie in dieser Zeit gelebt haben,

wie viel das Leben selbst in einer solchen schwierigen Situation zu bieten hat. Und wie toll ihre Freunde sie unterstützt haben.
Beides unterschreibe ich sofort!
Menschen wollen helfen – und das tut so gut!
Ilona hat mich heute zum Einkaufen mitgenommen; vor allem Fencheltee und Zwieback stehen auf dem Einkaufszettel. Ich möchte ihr meinen Wohnungsschlüssel geben. Sie wird sich mit Diana absprechen, sodass die beiden mir abwechselnd helfen können.
Was für ein beruhigender Gedanke!
Auf der einen Seite ist meine Fernbeziehung jetzt problematisch, weil

ich Annika irgendwie ausschließe. Andererseits bin ich auch sehr froh, dass ich ihr so nicht zur Last falle und dass sie nicht tagtäglich für mich da sein muss. Auf diese Weise verteilt sich die Last auf mehrere Schultern. Ich möchte nicht auf ihre Kosten oder auf Kosten meiner Freunde gesund werden, sondern aus eigener Kraft.

***

Alex ruft aus Mallorca an. Sie sagt, sie mache sich gar keine Sorgen um mich, weil sie weiß, dass ich das schaffe. Das ist mal die allercoolste Einstellung, die ich bis jetzt gehört habe – es erleichtert und bestärkt mich gleichzeitig.

***

Sonntagmorgen - ich wache früh um sieben auf und weine dabei. Die Sonne scheint, eigentlich liebe ich solche Sonntage. In mir ist es jedoch Schwarzweiß. Seit Tagen nervt mich die Sonne, ich kann ihr einfach nicht glauben – Regen und Nebel würden besser passen. Nach dem Duschen wecke ich Annika telefonisch und bin tatsächlich den ganzen Tag heulfrei – ich darf babysitten, und der kleine süße Sonnenschein, Ilonas Sohn, lacht: „Dessy Quatsch macht!“, weil wir die ganze Zeit lachen müssen. Als Ilona wieder da ist, stellt sie viele Fragen und meint, dass ich so toll mit alldem umgehe.

Das ist etwas, das tief aus meinem Inneren kommt, nichts, was ich bewusst mache. Sie ist total lieb; als ich ihr von den bestellten Kopftüchern erzähle, schenkt sie sie mir einfach, weil sie von meinem Hartz-IV-Gedöns weiß.

***

Nachmittags ruft Birgit an. Normalerweise mailen wir nur – Naja, was heißt „nur", sie ist ein sehr wichtiger Kontakt für mich. Sie sagt, sie habe 24 Stunden durchgeheult – weit mehr als ich –, sei aber jetzt bereit, mir zu helfen. Sie sagt: „Denk an Melissa!" Stimmt - Melissa Etheridge, die hat´s ja auch geschafft. Witzigerweise habe ich mir erst neulich einen ihrer Auftritte bei

Youtube angesehen. Dieser war zusammen mit Joss Stone – und mit Glatze. Das war vor meiner eigenen Diagnose, und ich fand es ziemlich cool, dass sie sich nicht hat unterkriegen lassen.

Jetzt ist Nacht und wie schon im Krankenhaus lausche ich dem Regen, der aufs Dach pladdert. Irgendwie ist das tröstlich. Dann ruft Annika an. Dass sie für mich da ist, hilft heute am meisten.

Die Deutsche Krebshilfe

Die Deutsche Krebshilfe e.V. ist ein gemeinnütziger Verein, der 1974 von Mildred Scheel, der Frau des damaligen

Bundespräsidenten Walter Scheel, gegründet wurde. Die Arbeit der Krebshilfe steht unter dem Motto: Helfen. Forschen. Informieren; sie versteht sich als „Bürgerinitiative gegen den Krebs“. Die Krebshilfe fördert Forschung im Bereich der Krebsprävention und –therapie, stellt materielle Hilfen für Betroffene zur Verfügung und bietet umfangreiches Informationsmaterial für Betroffene und ihre Angehörigen an. Im Internet ist die Deutsche Krebshilfe unter www.krebshilfe.de zu erreichen. Das Buch „Erinnerungen an meine Mutter Mildred Scheel“ von Cornelia Scheel kann ich jedem nur empfehlen

5

Ist das denn alles gerecht? • Ende Juni: weitere Untersuchungen vor der Krebsbehandlung • Plüschlöwe Fridolin • Knochenmarkpunktion, EKG, Herz-Ultraschall, Lungenfunktionstest und zum ersten Mal in der Onkologischen Ambulanz • der Krebs bekommt Gesichter • Untersuchung, Untersuchung!

„Jeder hat was, seine Problemchen."

Ich maile heute viel. Heike zum Beispiel nennt meinen Krebs *„Gesundheitsstörung"*. Ich mag das Wort sofort. Schließlich fühle ich mich ja nicht krank. Das passt!

Nachts wache ich nassgeschwitzt auf, und sofort kommt die Panik: Habe ich nun doch erste Symptome? Nein, ich werde langsam aber sicher wirklich zum Hypochonder. Draußen ist es gewittrig, es herrschen tropische Temperaturen, da ist es ganz normal, dass man schwitzt.

Auf der Arbeit kommt eine Kollegin zu mir und meint: „Du bisch doch eigentlich gebeutelt genug!"

Ja, aber was soll das nun aussagen? Ein Mensch mit meinem sonnigen Gemüt schafft das ja vielleicht auch alles – und wer sollte es stattdessen kriegen? Ist nicht jeder auf seine Art gebeutelt?

Okay, manchmal geht es mir schon so, dass ich denke, es ist nicht fair, dass das mir passiert. Dann wiederum weiß ich, ich schaffe das, ich bin jung, ich habe ein super Netzwerk, bin nicht allein. Im Prinzip geht das schon in Ordnung so – beispielsweise kann man durch die Krebstherapie unfruchtbar werden, und das berührt meine Psyche im Gegensatz zu anderen Frauen in meinem Alter nun gar nicht: Ich habe lange genug mit Kindern gearbeitet, um zu wissen, was für eine Verantwortung eigene Kinder bedeuten. Ich möchte, auch wenn ich Kinder liebe und dankbar bin für jedes Babysitterkind, im Moment keine eigenen haben – lieber bin ich eine gute

Tante oder adoptiere später mal welche. So gesehen ist es schon gerecht, dass eine Frau wie ich Krebs bekommt und nicht irgendeine andere. Hätte ich einen Kinderwunsch, würde ich nur noch mehr leiden, auch wenn man heutzutage schon eine erfreuliche Geburtenrate nach Hodgkinerkrankungen verzeichnen kann – man weiß es einfach nicht genau. Ein Kind zu adoptieren oder in Pflege zu nehmen würde ich nicht ausschließen, ich muss bloß keine leiblichen bekommen.

Eine andere Kollegin sagt: „Jeder hat was, seine Problemchen."

Das ist es, was ich auch denke.

Birgit meinte gestern, ich soll mir das nächste Mal was anderes für die Autorenrecherche aussuchen, man kann ja auch Bücher über andere Dinge schreiben. Hahaha! Autorenrecherche ist so ein Running Gag zwischen uns: Man muss als Künstler mal am Boden gewesen sein, bevor der Ruhm kommt, und man kann den Mist als Autorenrecherche nehmen und hinterher ein Buch darüber schreiben. Dann ist es nur halb so schlimm.
Ich bin jetzt aber schon lange genug am Boden, finde ich. Für ein Buch reicht's.

***

Heute sind die Broschüren der Deutschen Krebshilfe angekommen. Ich wusste gar nicht mehr, dass ich so viele bestellt hatte, aber die Lektüre bringt Klarheit. Cool, dass das kostenlos ist. Ich hatte zwar schon einige Sachen online gelesen – man kann alle als PDFs downloaden - aber für meine Angehörigen ist es gut, wenn sie etwas in der Hand halten können.

Am Abend heule ich Annika was vor, es hört erst gar nicht mehr auf, aber dann geht es doch vorbei. Sie ist toll, hört nur zu und hilft mir damit sehr. Ich hab überhaupt so viele tolle Menschen um mich! Hoffentlich kann ich weiter arbeiten gehen!

***

Meine Magenprobleme sind so gut wie weg, und allmählich gewöhne ich mich an den Gedanken, dass ich Krebs habe. Ich bin müde: Abends kann ich nicht einschlafen, und morgens wache ich zu früh auf. Insgesamt schlafe ich verglichen mit meinen früheren Bedürfnissen viel zu wenig, aber mittlerweile kristallisiert sich eine Regelmäßigkeit heraus: Am ersten Tag heule ich und bin schlaflos, am zweiten bin ich müde, weine nicht und schlafe manchmal schon vor 20 Uhr ein. Dann geht das Spiel wieder von vorne los. Dieses Hin und Her nervt mich, ich bin außerdem genervt, dass mein Körper

Zellen bildet, die ich nicht haben will, und ich habe Angst vor allem, was auf mich zukommt.
Heute habe ich sogar am Nachmittag geschlafen, das hatte ich auch noch nie. Morgen muss ich zum ersten Mal in die Krebsklinik nach Karlsruhe, und irgendwie bin ich bei aller Angst doch auch gespannt darauf, weil es jetzt endlich losgeht.

***

Mein Knochenmark sieht aus wie ein Düngestäbchen.

Ich bin erstaunlich gut drauf. An der Bushaltestelle lächelt mir ein kleines Mädchen zu. Ich gebe das Lächeln zurück. Hoffentlich bleibt die Kleine lange Zeit unbeschwert.

Ich bin wie so oft zu früh.

„Wer früh kommt, muss lange bleiben“, lächelt eine Schwester mich an. Leider hat sie recht. Das ist etwas, was ich in den nächsten Monaten lerne – viele Bücher wartend auf Fluren zu lesen und ´ne Menge Zeit und Geduld mitzubringen. Dennoch geht so ein Tag im Krankenhaus schnell vorbei, und man fragt sich hinterher, ob das wirklich sechs bis sieben Stunden waren und was man die ganze Zeit gemacht hat.

„Ach ja, Sie sind die Junge", sagt eine andere Mitarbeiterin und nimmt mir die CD mit den CT-Bildern, den Überweisungsschein und die Versichertenkarte ab.
In dem völlig überfüllten Wartebereich sehe ich tatsächlich nur ältere Menschen. Und Leute mit Perücken.
Schon bald komme ich dran, mein Doc ist auch jung, er nimmt sich viel Zeit, Manches weiß ich schon, Einiges lerne ich neu. Er fragt, ob ich an einer Studie teilnehmen möchte, und ich willige sofort ein. Immerhin kann man mir jetzt helfen, weil man vorher geforscht hat – und wenn ich denen, die nach mir Hodgkin bekommen, helfen kann, dann

tue ich das gern. Diese Studie hat nichts mit „Versuchskaninchen“ zu tun. Die Uniklinik Köln arbeitet deutschlandweit mit Kliniken zusammen, um das Hodgkin Lymphom, den Lymphdrüsenkrebs, optimal zu erforschen und Heilungswege zu finden. Dazu gehören die richtige Medikation, ab und zu Blutabnahmen und das Ausfüllen von Fragebögen. Ohne Studie würde ich genauso behandelt werden, mein Doc würde der Empfehlung der Uniklinik folgen und eine der beiden möglichen Chemotherapien verwenden. Für mich ist ein weiterer Grund, an der Studie teilzunehmen, dass man nach der

Behandlung weiter betreut und vor allem an Nachsorgetermine erinnert wird, weil man immer wieder Fragebögen zugeschickt bekommt.
Nachdem alles ge- und erklärt ist, nehme ich wieder im Wartebereich Platz, bis ich zum Blutabnehmen aufgerufen werde. Eine Schwester legt mir drei Zettel hin und erklärt, wo ich jetzt hin muss. Knochenmarkpunktion, EKG, Lungenfunktionstest, Herz-Ultraschall. Mir schwirrt schon jetzt der Kopf. Hoffentlich verlaufe ich mich nicht in dem Riesengebäude auf der anderen Straßenseite.
Mit einer Kanüle im Arm gehe ich hinüber ins andere Klinikgebäude.

Mann, was für lange Gänge! Ich finde aber alles, die Schwester hat es super erklärt, und wenn ich mich dann doch mal „verirrt" fühle, läuft sicher einer herum, der mir sagen kann, wo ich hin muss.
Beim EKG sehe ich zunächst niemanden, und das Schild, dass man sich ohne Anmeldung ins Wartezimmer setzen soll, missverstehe ich. Immerhin habe ich einen Termin, und manche Leute stehen einfach so auf dem Flur herum bzw. sitzen wie abgestellt im Rollstuhl da. Schließlich holt mich eine junge Frau und hilft mir beim „Freimachen" – mit der Kanüle in der Armbeuge ist das nämlich etwas

schwierig. Dann werden mehrere runde Plastikdinger auf meinen nackten Oberkörper geklebt. Kaum sind sie drauf, starrt die Frau einen Moment auf den Bildschirm und lächelt dann: „Das war´s."

Ich ziehe mich notdürftig wieder an und soll für das Herz-Ultraschall vor dem nächsten Raum warten und, wie sie sagt, „irgendeinen nehmen, der vorbeiläuft." Aha. Prompt schnappe ich mir einen jungen Arzt mit Dackelblick, der etwas unbeholfen wirkt und nach einigen Anlaufschwierigkeiten mit einem offenbar defekten Ultraschallgerät vorsichtig anfängt, mit mir über Hodgkin zu reden. Ich merke, ich tue ihm leid - ich bin in seinem Alter, und er weiß nicht recht, wie er sich mir gegenüber verhalten soll. Als ich ganz normal antworte, taut er ein wenig auf. Wegen des defekten Gerätes müssen wir das Behandlungszimmer wechseln. Ich muss mich – Oberkörper nackt - auf die linke Seite legen, den linken Arm über dem Kopf, den rechten auf der Hüfte. Mein Herz macht lustige gluckernde Geräusche in dem Gerät, und der Doc drückt ein bisschen an mir herum, aber es ist nicht schlimm. Schließlich sagt er, dass alles in Ordnung sei, „bis auf eine kleine Porösität an der linken Herzklappe, aber die hat eigentlich jeder."

Ja, wenn das so ist … Er wünscht mir alle Gute, als er mir den ausgedruckten Befund in die Hand drückt und ich mich auf den Weg in den Keller begebe. Auch hier wieder – Warten auf dem Flur. Die Schwester ist sehr fahrig, weil kein Arzt aufzutreiben ist. Angeblich sind alle im OP. Das kann mir keiner erzählen, ich habe den Eindruck, die machen fast alle gleichzeitig Mittag! Später höre ich zufällig, wie sie zwei andere Schwestern danach fragt, und sie bestätigen es. Alle gleichzeitig zum Mittagessen, toll! Eine Dreiviertelstunde später darf ich mich, ohne dass sie hier irgendetwas getan hätten, auf den Weg ans andere Ende

der Klinik machen – zum Lungenfunktionstest. Eine ganz liebe Frau sagt, wir hätten uns ja vorher schon auf dem Gang gesehen, und wir unterhalten uns erstmal ganz nett.
Dann setzt sie mich in einen Glaskasten, wo ich einen Bügel auf die Nase kriege - sieht aus wie die ollen Tropf-Stopper für Kaffeekannen, wie sie meine Omi früher hatte. Dann muss ich ein Plastikteil, das an ein Gerät angeschlossen ist, in den Mund nehmen. Sie schließt die Glaskastentür und gibt über einen Lautsprecher Atem-Anweisungen.
Schnell sind wir fertig, wie schon beim Herz ist alles okay, und wir unterhalten

uns noch ein bisschen. Diese Untersuchung tat nicht weh, und die Frau war echt nett. Munter mache ich mich auf den Weg zurück zur Punktion. Hier heißt es wieder warten, und meine gute Laune sinkt noch deutlich unter das Niveau dieses kalten Kellers. Manno, das können die doch nicht machen! Wie mag es richtig gebrechlichen Menschen dabei gehen? In den folgenden Monaten werde ich sehen, dass es allen so geht, ohne Ausnahme. Stundenlang stehen Menschen in Rollstühlen oder Betten auf dem Flur oder sitzen in den Wartebereichen herum. Es gehen mehr Menschen vom Personal scheinbar spazieren, als dass sie in einem Raum bleiben und arbeiten. Damit meine ich nicht die lieben und freundlichen Zivis, die von einem Ort zum anderen rennen und wie fleißige Ameisen Blutproben und Diagnosen von A nach B bringen. Aber Patienten haben ja auch Zeit, die laufen nicht weg …

Endlich bin ich dran. Zwei Schwestern, jung und lustig, sagen, ich soll mich auf dem Bauch auf eine Liege legen. Ich habe meinen starken Plüschlöwen Fridolin dabei – sie finden es nicht albern und er hilft mir wirklich.

Sie ziehen mir die Hose samt Unterhose ein Stück runter und sagen, ich solle mich nicht bewegen. Wie soll ich mich

denn bewegen, immer noch mit der doofen Kanüle im Arm und dem Finger in einem Pulsmessgerät! Eine schöne Lage, mannomann! Ich frage nach der Betäubung, und die eine Schwester sagt mir, dass ich auf jeden Fall eine Betäubung kriege. Sie warnt mich aber gleich vor, dass ich trotzdem etwas spüren werde. Sehr verheißungsvoll! Schon der Doc heute Morgen hat mir erklärt, dass die Knochenhaut ganz besonders schmerzempfindlich ist und dass man sie nicht betäuben kann.
„Aber Sie bekommen, ich nenn´ es mal, eine Leck-mich-am-Arsch-Spritze", sagt die Schwester schließlich.

Wie passend, LMAA-Spritze, während ich da mit halb entblößtem Hinterteil liege!
Ich freue mich, als der Doc auftaucht, weil es der Nette von heute Morgen ist und ich bei all den Fremden endlich mal ein halbwegs bekanntes Gesicht sehe. Doch die Freude ist nur von kurzer Dauer: Er gibt mir die LMAA-Spritze durch die Kanüle, und alles dreht sich plötzlich. Ganz wunderbar, es fühlt sich an wie nach 2 oder 3 Schnäpsen. Hurra!
Nein, nicht hurra. Mein Kopf ist schwummrig, aber ich spüre leider alles ganz genau. Der Doc drückt und tastet auf mir herum, was höllisch wehtut.

Dann desinfiziert er eine Stelle im unteren Rücken bzw. oberen Hintern, eine Schwester streicht etwas Kaltes darauf, und dann spüre ich einen Pieks und denke, das ist vielleicht die örtliche Betäubung.

„Au, das zieht ja bis ins Bein“, entfährt es mir plötzlich empört.

„Das sollte es aber nicht“, entgegnet der Doc ernst, und ich begreife langsam, dass lediglich der mit einem Mal nur noch leicht schwummrige Kopf die Betäubung darstellt. Mist! Ich merke, dass ich meinen Plüschlöwen zerquetscht habe, weil es so wehtat, bin aber froh, dass ich ihn dank einer Eingebung mitgenommen habe. Einen

Moment schaue ich auf das Pulsmessgerät, an das mein Finger angeschlossen ist, und sehe nach, ob ich vielleicht schon kurz vor einer Ohnmacht stehe. Nein, alles okay. Mein Zeigefinger steckt in einer Plastikklemme, kein unangenehmes Gefühl, und die Kurve neben den Zahlen auf dem Gerät sieht lustig aus. *Autsch!* Der liebe Doc versucht noch mal, mir den verlängerten Rücken zu perforieren, und gibt dann auf, um einen Kollegen zu holen. Als der auch keinen Erfolg hat, ruft er den Chef an. Liegt es vielleicht an meinem nicht unerheblichen Fettmantel? „Nein“, sagt einer der Docs, „Sie haben harte

Knochen, was an sich etwas Gutes ist, aber hierfür eben nicht".

Großartig, ich kann mich freuen, ich habe wenigstens keine Osteoporose. Ich muss grinsen, vielleicht wegen der Schnäpse – ähm - Betäubung? Herz okay, Lunge okay, Knochen okay – vielleicht irren die sich ja alle und ich bin fit wie ein Turnschuh. Ich kann aufspringen und einfach gehen, oder? Nee, zu früh gefreut. Plötzlich beugt sich der mittlerweile eingetroffene Chef vor, neben mein Gesicht und grinst: „So!"

Ich bin verwirrt: „Was denn, schon fertig?"

„Wollen Sie etwa noch mal?“ fragt er, und ich lache:

„Nein, nein, lassen Sie nur!“

War ja doch nicht so schlimm! Eins meiner drei Ärzte-Musketiere zeigt mir ein Röhrchen mit einer roten Flüssigkeit und einem Düngestäbchen darin. Das ist also mein Knochenmark. Ich bin beeindruckt: „Darf ich das fotografieren?“

Sie wirken alle drei überrascht, geben mir aber meinen Rucksack, weil ich noch nicht aufstehen darf. Während ich meine Kamera auspacke, steckt einer der Docs das rote Düngestäbchen in eine klare Flüssigkeit, holt extra einen grünen OP-Kittel als Hintergrund und will dann auch noch das Bild sehen. Ach, ist das herrlich lustig hier! Im Übrigen wundern sich die Drei, warum ich noch so „bockelwach“ bin. Die meisten Patienten würden schlafen. Also hat die LMAA-Spritze nichts gebracht. Als ich mit ihnen Witze mache, lachen wir alle. Ich stelle fest, dass diese drei Jungs tausendmal netter sind als der Kollege von der HNO-Station, und sie bestätigen meinen Eindruck: „Die HNO-Ärzte sind Metzger.“

Irgendwann soll ich mich auf den Rücken drehen, mich auf einen Sandsack legen, damit Druck auf der

Wunde ist, und noch eine halbe Stunde so liegen bleiben. Ich lese.

Als ich endlich aufstehen darf, ist mir ein bisschen schwindelig, aber es geht. Die Schwester sagt, dass ich erst in 24 Stunden wieder duschen darf. Igitt!

Zurück in der Onkologischen Ambulanz, hat mein Doc gleich Zeit für mich. Mittlerweile ist es 16 Uhr geworden. Er meint, heute hätten sie mich ein wenig geärgert. Na ja, ich hab ein paar Löcher im Hintern, aber sonst … sonst will ich nur nach Hause, Fußball gucken, Luft schnappen. Er erklärt mir anschaulich die Studie, an der ich teilnehme, und dann bin ich entlassen. Endlich draußen!

Den Weg zur Bahn nehme ich etwas benommen wahr. So, als ob die LMAA-Spritze erst jetzt wirkt. Vielleicht sollte ich mich beim nächsten Mal doch lieber von jemandem fahren lassen.
Ach nein, es gibt einfach kein nächstes Mal, beschließe ich.
Dann melde ich mich bei Sabine. Sie hatte vorher gemailt und gesimst und baut mich wie immer auf. Sie möchte wissen, wie es war, und ich erzähle wie ein Wasserfall, happy, dass es vorbei ist und dass ich wusste, es kann mir nichts passieren, weil sie die ganze Zeit feste Daumen gedrückt hat.

6

Man hängt so zwischendrin • Tafel, Arbeitsamt und Krankenkasse • Freundschaft und Liebe • Warten auf die Chemo • Tapfer sein • Allerhand Gedanken • Erinnerung an Dresden

„In so einer Situation müssen einfach alle helfen." (Sabine)

Ich dusche am nächsten Morgen doch und vernachlässige dabei einfach die Rückseite. Sie haben mir gestern große Pflaster mitgegeben, damit ich sie heute selbst wechseln kann. Ist zwar ein bisschen unhandlich, denn man kommt alleine nicht so gut dran, aber irgendwie geht es doch.

Ich denke: *Hey, bei den Löchern, die ich im Hintern habe, hat es echt gar nicht wehgetan!* Himmel, sehen die aus! Ich hab zwar leichte Rückenschmerzen, aber es gibt Schlimmeres.

Im Laufe des Tages werde ich trotzdem immer genervter. Der Tag gestern hat mich doch ganz schön geschafft, ich bin müde, und die Rückenschmerzen hören einfach nicht auf. Trotzdem gehe ich los, man bekommt nur noch heute den Ausweis für die Tafel, und wenn ich irgendwie kann, werde ich dorthin gehen, um Gemüse zu kaufen zu können.

Bei der Caritas arbeitet eine Frau mit einer umwerfenden Ausstrahlung. So möchte ich eines Tages auch mal strahlen, so von innen heraus. Für einen Moment denke ich, dass sie vielleicht auch schon in meiner Lage war. Und tatsächlich, als ich frage, ob ich vielleicht in den nächsten Monaten jemand mit meinem Ausweis zur Tafel schicken darf, wenn ich nicht selbst kommen kann, erzählt sie mir, dass sie auch schon Krebs hatte und dass man es übersteht. Nur die Müdigkeit - am Nachmittag könne man gar nichts mehr machen. Krass, wie viele „Krebsis“ ich in letzter Zeit treffe. Irgendwann wird man doch wohl hoffentlich diesen Mist wegimpfen können oder so was in der Art.

Auf dem Weg nach Hause hole ich meine Kopftücher ab. Schön sind sie geworden.
Meine Wunde am Rücken blutet nach, aber ich mag nicht zum Arzt gehen.
Es kommt ein Brief vom Amt, sie wollen wissen, wann ich ins Krankenhaus gehe, weil mir dann das Geld gekürzt wird. Na, lustig, bisher war nie die Rede von stationärer Aufnahme, schließlich will ich ja auch weiterhin vermittelbar bleiben. Immer dieser Papierkram, und noch dazu so streng – reagiert man gar nicht darauf, kürzen sie einem das Geld auch. Darin sind sie echt ganz groß.

***

Gemütsmäßig bin ich okay, nur wenn es im Fernsehen um Tod geht, blitzt mir der Gedanke durch den Kopf, dass ich vielleicht auch sterbe. *„Klar tu ich das“*, denke ich dann, *„aber noch nicht jetzt. Jetzt werde ich erst mal wieder gesund.“* Gestern habe ich allerdings im Fernsehen einen Bericht über ein Schweizer Unternehmen gesehen, das aus der Asche von Toten bis zu 4 Diamanten presst. Das finde ich einen wunderschönen Gedanken. Annika, Ilona, Sabine und Diana bekämen je einen, aber was wäre dann mit meinem kleinen Bruder? Und den anderen Freunden? Naja, bei meiner Körperfülle können sie vielleicht auch fünf Diamanten ... Nee, nee, ich hab noch so viel vor - Bücher schreiben zum Beispiel!

***

Sabine mailt: „In so einer Situation müssen einfach alle helfen“, und obwohl sie viel zu tun hat und mir schon in den letzten Tagen viel Aufmunterndes gesagt und geschrieben hat, bietet sie erneut ihre Hilfe an.

***

Telefoniere mit einer sehr viel netteren Frau bei der Krankenkasse als beim letzten Mal, und das sage ich ihr auch. Sie freut sich und versichert mir, dass die Transportverordnung, also meine freien Taxifahrten in die Klinik, sowie die Zuzahlungsbefreiung, z.B. für Medikamente, vorrangig bearbeitet werden.

***

Ich mutiere zum Frühaufsteher. Ich habe sonst immer gerne lange geschlafen. Es ist aber nicht mehr dieses ruhelose Ich-bin-wach-und-muss-jetzt-sofort-raus-an-die-frische-Luft, das ich in den ersten Tagen nach der Diagnose hatte. Vielmehr fühle ich mich wie in einer endlosen Warteschleife.
Die Rückenschmerzen sind jetzt, zwei Tage nach der Punktion, viel weniger geworden, außer, wenn ich mich unbedacht und unvorsichtig hinsetze.

Ilona hat jetzt einen meiner Schlüssel und alle wichtigen Telefonnummern und solche Dinge. Sie hilft mir sehr, obwohl es für sie vermutlich gar nicht leicht ist. Andererseits würde ich das genauso machen, so viel tun und helfen wie möglich und so das gute Gefühl haben, dass der andere weiß, er ist nicht allein. Ilona war immer schon eine Riesenstütze für mich. Seit wir uns kennen, war da gleich so ein Draht; diese Freundschaft ist für mich einfach etwas Besonderes. Nicht nur wegen ihres kleinen Sohnes, mit dem ich gerne Zeit verbringe, weil seine Kinderaugen die Welt so ganz anders wahrnehmen und er so klug und süß und toll ist. Sie selbst ist die beste Ratgeberin, den man sich wünschen kann - sie und ihr Mann sind ebenso wunderbare Menschen wie der kleine Sohn. Bei Liebeskummer, bei Arbeitslos-Kummer, bei der Freude über ein schönes Frühstück, überall ist Ilona einfach der richtige Mensch zur richtigen Zeit. Wir haben zusammen mal ein R.E.M.-Konzert besucht und auf der Fahrt gehofft, dass ihr altes pinkfarbenes, seltsam pfeifendes Auto nicht ausgeht. Wir können über dieselben Sachen lachen und gleichzeitig begeistert sprachlos über ein John-Neumeier-Ballett schweigen. Das ist wahre Freundschaft.

***

Die Krankenkasse hat die Taxifahrten bewilligt. Inzwischen bin ich darüber wirklich froh. Auch wenn der ganze Papierkram vorher genervt hat, man spart einfach Geld, das man während der Krebstherapie ohnehin nicht hat. Dafür hat mir das Arbeitsamt wieder Geld gestrichen, obwohl ich gar nichts gemacht habe. Ich werde aus denen nicht schlau.

Ich sage mir die ganze Zeit, ich werde die Chemotherapie gut vertragen, mir wird nicht schlecht werden, ich hole mir keine Infektionen und und und.

***

Clever girl!

Tapfer. Dieses Wort fiel jetzt schon ein paarmal im Zusammenhang mit meinem Umgang mit dieser Gesundheitsstörung. Ich weiß nicht, ob ich tapfer bin. Ich kann halt nicht davor weglaufen. Außerdem habe ich gerade einfach eine große Ruhe in mir und die Gewissheit, dass alles gut werden wird und ich gesund werde. Da muss ich gar nicht tapfer sein, das kommt von ganz tief drinnen. Ganz von selbst.

„Dein Umgang damit ist bewundernswert“, sagen manche.

Ich weiß wirklich nicht, ob man tapfer und bewundernswert sein kann, wenn diese Ruhe aus einem selbst kommt, also, ohne dass man bewusst etwas dafür tut. Aber ich klopfe mir gerne auch ein bisschen auf die Schulter, oder, um es wie meine Englischlehrerin Jean auszudrücken: Ich lehne mich zurück, lege die Füße hoch und relaxe. *"You should get your feet up and think to yourself: >What a clever girl I've been today!< - because I think you have been extremely clever."*

***

Haben eben Biomülltüten gekauft, für den Fall, dass ich mich im Taxi übergeben muss. Nur für alle Fälle. Das sind die einzigen flüssigkeitsdichten, reißfesten Tüten, die es in meiner

Lieblingsdrogerie gab. Die armen Taxifahrer …

Danach frage ich beim Drogeriemarkt per E-Mail nach, was ich mit meinen geöffneten Shampooflaschen machen kann.

Im Kühlschrank aufbewahren?

Verschenken?

Nein, alles gut, Shampoo hält sich ein paar Monate, wenn es nicht gerade in der prallen Sonne steht. Also kann ich meinen Vorrat und die angebrochenen Flaschen getrost aufheben. Allerdings gebe ich die Pflegeprodukte weg, denn auf langes Haar muss ich doch zu lange warten. Tine und Amo zum Beispiel werden sich bestimmt darüber freuen. Hach, ich bin so praktisch!

Laut Stiftung Warentest halten rund 94 Prozent aller Frauen Shampoo für das wichtigste Pflegeprodukt. Tja, da gehöre ich wohl zu den sechs restlichen Prozent, jedenfalls für eine Weile.

***

Mindestens haltbar bis Februar 2009

Ein bisschen Angst habe ich zwischendurch doch. Dass mir meine Freunde abhanden kommen, dass Annika mich nicht mehr attraktiv findet, solche Sachen. Ich weiß, sie ist nicht so, sie liebt mich, wie ich bin. Als ich diese Gedanken formuliere, sagt sie sofort: „Darauf kommt es doch nicht an!“, aber ich hab die ganze Zeit solche Glatzenbilder im Kopf. Außerdem finde ich mich ich mit kurzen Haaren hässlich. Sie meint, die langen Haare kämen doch wieder. Dass das zwei, drei Jahre dauert, findet sie nicht schlimm.

***

Ich habe komische Gedanken. Zum Beispiel, ob ich es schaffe, jemals wieder eine Stadt wie Dresden zu Fuß zu erkunden oder ob ich überhaupt noch mal in Urlaub fahren kann. Meine letzte Urlaubsreise liegt zehn Monate zurück. Sie dauerte bloß drei Tage und entsprang einem Zufall. Eine liebe Kollegin konnte ihr Bahnticket nach

Dresden nicht nutzen, gab es mir einfach so und schenkte mir damit ein Wochenende voll bleibender Eindrücke, die für mich heute noch so präsent sind, dass ich mir nicht einmal die vielen Fotos ansehen muss, die ich geknipst habe. Das tue ich aber trotzdem, gerade in diesen Tagen. Auch in den kommenden Monaten taucht Dresden immer wieder auf – in Zeitschriften, im Fernsehen –, und ich verbringe Stunden damit, meine Fotos anzusehen und mich in dieses wunderbare Wochenende ganz mit mir allein zurückzudenken und mir vorzunehmen: Ich werde Dresden wiedersehen. Auf jeden Fall!

Seltsamerweise muss ich gerade in diesen Tagen immer wieder daran denken, wie staunend ich dort herumgelaufen bin und wie glücklich ich war.
Ich brachte damals eine für Vorstellungsgespräche neu gekaufte Hose zurück, um die Übernachtung zahlen zu können. Bis heute bin ich der Frau, die mir die Fahrkarte schenkte, unglaublich dankbar. Es war großartig, hier mal rauszukommen und eine so wahnsinnig schöne Stadt zu erleben. Dabei ist es mir zuerst gar nicht leichtgefallen, das Geschenk anzunehmen; ich hätte mir die Fahrt niemals leisten können.

***

„Mindestens haltbar bis Februar 2009" - warum sollten Nudeln und Markklößchen in meinem Küchenvorratsregal länger haltbar sein als ich? Das geht gar nicht! Als ich Ilona davon erzähle, können wir beide uns vor Lachen kaum noch halten, vor allem, weil wir gerade vorher noch von meinem Knochenmark gesprochen haben. Wir sind schrecklich albern.

***

Sabine hat mir Vitamin C – Kapseln geschickt. In der Packungsbeilage steht, dass Tumorkranke mehr Bedarf an Vitamin C haben. Daher kommt wohl auch mein Riesendurst auf

Orangensaft. Krass. Man sollte doch wirklich mehr auf seinen Körper hören.

***

Meine Lieblingsapothekerin hat plötzlich Pipi in den Augen, als ich das Antibrechmittel abhole, das ich bestellt hatte. Sie will wissen, wofür ich das Mittel brauche, und ich erzähle ihr von meiner Diagnose. Sie schenkt mir Pröbchen, bei meiner Hausärztin komme ich noch schneller dran als normalerweise, und auch sonst sind alle total nett zu mir. Annika ist besonders lieb. Okay, das ist sie immer, aber heute hat sie Obst und Gemüse – Vitamine! - und alles, was ich gerne mag, mit mir eingekauft, soooo lieb!

Wenn man kein eigenes Einkommen hat und ewig keinen Job findet, dann sind Obst und Gemüse oder eine französische Salami echt was Besonderes.

***

Zuerst dachte ich "O *nein, ausgerechnet im Juni, meinem Lieblingsmonat, weil er so hell ist, bekomme ich den blöden Krebs"*. Jetzt bin ich froh, dass Sommer ist, weil die Fenster weit geöffnet sein können und wenn es mal Regen gibt, dann pladdert er kurz und tröstlich.

7

Juli: Die letzten Untersuchungen: neue CT und Knochenszintigraphie •

Es geht los

Gras wächst nicht schneller, wenn man daran zieht (aus Afrika)

Es fühlt sich noch immer nicht an wie Krebs, wie eine Krankheit. Ich bin einfach nur müde.

Mein Doc ruft an und sagt: “Ich hoffe, es geht Ihnen jetzt nicht schlecht.”

Haha, Scherz gemacht, Doktorchen?

Zwar sind keine Metastasen im Knochenmark, aber er hat kein gutes Gefühl mit der CT, die in der Stadtklinik ohne Kontrastmittel

durchgeführt wurde. Mit anderen Worten, er will eine neue machen. Angeblich ist das Kontrastmittel, das über die Vene verabreicht wird, für Schilddrüsenpatienten doch kein Problem. Klar nervt mich das, klar rege ich mich auf, klar geht es mir schlecht damit. Ich habe ganz umsonst den Nachmittag in der Stadtklinik verbracht, muss das alles jetzt nochmal in Karlsruhe über mich ergehen lassen, muss wieder Angst haben, dass sie doch noch etwas finden …
Andererseits bin ich aber auch irgendwie froh, dass er so gründlich ist.

Der zweite Befund ist übrigens per Fax angekommen und eindeutig: Es ist Hodgkin.

Ich lese einen afrikanischen Spruch, den ich ziemlich gut finde, vor allem, weil er mir gerade jetzt begegnet, wo er so gut passt: *"Gras wächst nicht schneller, wenn man daran zieht."* Ich werde ihn mir zu Herzen nehmen und versuchen, geduldig zu sein.

Einen Tag später bekomme ich per Telefon einen neuen Termin in der Karlsruher Klinik. Zuerst soll ich dort eine Knochenszintigraphie machen lassen und danach eine erneute CT.

Toll. Immer diese blöden Fotos von meinem Körper. Meine Stimmung ist im Keller. Da klingelt es an der Tür, und ich bekomme ein Päckchen von Helga. Als ich das Telefon in der Hand habe, um mich zu bedanken, klingelt es, und Sabine ist dran. Sie beruhigt mich wieder total mit ihrer Art. Sie sind so lieb, alle beide! Als dann noch Annika anruft, ist alles wieder gut. Ich bin schließlich in der privilegierten Situation, behandelt werden zu können. In wie vielen Ländern wäre das gar nicht möglich. Außerdem kommt jetzt auch mein Befreiungskärtchen von der Krankenkasse – ab sofort muss ich nichts mehr dazuzahlen, wovor ich wirklich Angst hatte, schließlich sind Krebsmedikamente teuer.

***

Zurück in der Karlsruher Klinik heißt es, die CT sei prä-stationär. Aha. Und was bedeutet das nun genau? Ah ja. Man kommt in die Onkologische Ambulanz und meldet sich an, wie immer. Dort bekommt man einen Haufen Zettel, mit denen man sich auf der Station anmeldet. Nur dann kann die CT unten im Keller gemacht werden.

Das Ganze zieht sich hin. Es sind viele Leute vor mir dran, Papierkram hält eben auf. Ich lese im Wartebereich mein Horoskop und muss laut lachen. Da steht allen Ernstes: *"Gesundheit: Ihren*

Haaren sollten Sie etwas mehr Aufmerksamkeit gönnen. Der richtige Moment für eine neue Frisur, die durchaus etwas gewagt und auffällig ausfallen darf."
Und wie gewagt das sein wird! Ich werde mir meine Haare, bevor sie ausfallen, komplett abschneiden. Kurz! Meine Gedanken schweifen wieder ab: Vor ein paar Tagen stand ich plötzlich automatisch vor dem Shampooregal in meiner Drogerie. Ich bin hier, um ein geruchsneutrales Duschgel zu kaufen, weil ich gelesen habe, dass Gerüche während einer Chemotherapie nicht so dolle sind und Übelkeit verursachen können. Als ich dann vor dem Shampooregal stand, musste ich

grinsen – wie viel Geld ich nun sparen werde! Schließlich sind es nur Haare. Statt Shampoo kaufe ich Babygläschen: Karotte. Und koche später zu Hause Kartoffeln vor, als Grundlage für den Magen sozusagen. Eigentlich muss man nüchtern zur CT, wenn man aber früh um 7 ein Kartöffelchen isst und erst drei Stunden später die CT hat, dann ist das okay. Ich hab bloß Angst, dass mir das Mittel wieder so auf den Magen schlägt.

Ich wache aus meinen Gedanken auf: Jetzt bin ich endlich dran, die Nummer, die ich zuvor gezogen habe (wie auf´m Amt!), wird per Gongschlag und LED-Anzeige aufgerufen. Ich melde mich also prästationär an und betrete dazu einen kleinen, steril wirkenden Raum. Die Frau dort starrt streng in ihren PC, braucht ewig, und erinnert mich an die Anmeldedame im Film *Flashdance*. Endlich erhalte ich die erforderlichen Papiere und darf gehen. Von der Aufnahme-Warterei bis in den Wartebereich für die erste Untersuchung brauche ich eine Stunde. Ich bin bloß müde, aber jemand, der richtig krank ist, also sich auch so fühlt, sollte begleitet werden. Von irgendwem. Okay, ich wollte das alles alleine machen, ein Buch zum Lesen mitnehmen und ein Notizbuch, in das ich alles eintrage, was mir wichtig erscheint. Aber es ist echt anstrengend. Ich will weg hier, einfach nur raus. *Ob es auffällt, wenn ich einfach aufstehe und gehe? Ich meine, ich kann mich doch einfach in ´nen Zug setzen, ans Meer, und* … ach nein. Ich will ja leben. Also muss ich da durch.

Dann werde ich auch schon aufgerufen und habe keine Zeit mehr für solche Gedanken. Eine Ärztin legt mir einen "Zugang" - eine Kanüle- und spritzt mir ein Kontrastmittel für die Knochenszintigraphie. In zwei Stunden soll ich wiederkommen. Bis dahin sind die anderen Untersuchungen vorbei und das Kontrastmittel wirkt. Zwei Stunden? Ach herrje.

Ich dackele zum CT, wo ein Margaret-Thatcher-Verschnitt mit laut quäkender Stimme die einzelnen Patienten hereinruft und ebenso laut Anweisungen an ihre Untergebenen verteilt.
Als ich endlich dran bin und die Ärztin Allergien und Unverträglichkeiten abfragt, bekommt Maggie Thatcher die Anweisung, mir ein bariumhaltiges Kontrastmittel zum Trinken zuzubereiten. Davon bekomme man nicht bzw. nur selten Durchfall, sagt die Ärztin. Ich frage mich, warum sie dann überhaupt das andere verabreichen. Ist doch Unsinn!

Das Zeug, das ich nun im Warteraum trinken darf, schmeckt wie ein verwässerter Joghurtdrink. Also viel besser als die durchsichtige Flüssigkeit, die ich in der Stadtklinik bekam und die die anderen Patienten, die mit mir warten, trinken müssen. Eine Dreiviertelstunde später bin ich dran. Hastig der letzte Schluck, ab in die Umkleidekabine, Brille aus, BH aus (schwierig, mit der Kanüle im Arm) und rauf aufs Brett. Ein junger Typ und ein Mädel sind da, man reißt mir die Hose runter, legt aber immerhin eine Decke über mich. Die Decke fühlt sich kalt an. Ach nein, das sind meine Hände. Das Mädel sagt, ich soll sie über den Kopf legen. Die beiden verschwinden hinter einer Glasscheibe, dann kommt das schon bekannte *"Einatmen, ausatmen, einatmen, Luft anhalten, weiteratmen"*.

Es dauert alles nicht so lange wie in der Stadtklinik, alles wirkt viel professioneller, routinierter. Zwischendurch huscht das Mädel wieder zu mir in den Raum, Kontrastmittel, das über die Vene gegeben wird, fließt in mich rein, eine monotone Computerstimme sagt weiterhin: *"Einatmen, ausatmen, weiteratmen"*, dann darf ich aufstehen und mich wieder anziehen.

Ich bedanke mich bei dem Mädel, dass sie das so lieb und vorsichtig gemacht hat, sie ist ein echtes Licht im "Maggie-Thatcher"-Gefolge. Gut, das mit "Maggie Thatcher" sage ich nicht, das denke ich nur.
Sie freut sich sichtlich: "Naja, Sie waren auch so nett, und wenn jemand so krank ist, da muss man ja nicht auch noch gemein sein."
Da kann die "olle Maggie" noch was von den jungen Leuten lernen. Weiter geht's zur Toilette, die Blase platzt fast. Vielleicht ist das Kontrastmittel auch irgendwie so ein Entwässerunsgzeugs. Ach nein, schon wieder Unsinnsgedanken. Ich warte wieder

eine halbe Stunde vor dem CT im Wartebereich und bekomme dann einen Kurzbefund in die Hand gedrückt. Dann darf ich gehen, erstmal wieder auf die Toilette. Anschließend setze ich mich in den Wartebereich für die Knochenszintigraphie, wo es aussieht wie auf dem Flughafen. Ein Flachbildfernseher hängt an der Wand, es läuft ntv. Ich bin nicht sicher, ob ich das sehen will, und setze mich mit dem Rücken zur Wand. Ich lese, habe jetzt schon das halbe Buch durch. Eine Frau tritt aus einem Rolltor heraus, ruft mich, sagt, ich soll meine "Blase entleeren" und dann in den Rolltor-Raum kommen. Sieht ziemlich öde aus

hier – wieder so ein Liegebrett, ein Bild an der Wand, das an der Decke mehr Sinn machen würde, schließlich glotzt man ja nach oben. Ich schließe ohnehin lieber die Augen, das Gerät ähnelt dem CT, ist nur enger, und ich überlege, was Menschen mit Platzangst wohl tun. Die Frau sagt, es dauere zwanzig Minuten.
Na, Halleluja!
Sie schnallt mich fest, die Kanüle drückt, und ich spüre, dass sich ein Bluterguss bildet.
Ich muss eingeschlafen sein, denn kurz darauf ist es schon vorbei. Ich habe vorher sogar noch geblödelt, dass sie mich ja wecken kann, später.
"Persönlich oder mit Wecker?", grinste

sie, und ich entschied mich für "persönlich", muss mir ja jetzt nicht noch irgendein Gepiepse antun.
Ich darf wieder draußen auf dem "Flughafen" warten. Ein kleiner Arzt, der wie alle hier so eine dünne weiße Hose trägt – vorhin hab ich einen mit einem schwarzen Slip drunter gesehen, unglaublich, das sind Bilder! –, ruft die Patienten nacheinander in sein Büro. Im Stillen hoffe ich, dass ich nicht auch zu ihm muss, weil ich befürchte, ihn mit seinem komischen Dialekt nicht zu verstehen. Er hält sich die Patientenakten ganz nah vors Gesicht, als ob er dadurch den Patienten weniger nah kommen muss.

Plötzlich taucht die Ärztin auf, die mir Stunden zuvor die erste Spritze gegeben hat. Sie hat einen roten Kurzbefundbriefumschlag in der Hand und zeigt mir eine kleine schwarze Folie mit zwei weißen Skeletten und zwei Köpfen darauf: "Hier, Sie können sich das mal ansehen, aber die Folie bleibt bei mir. Es ist alles in Ordnung!" Sie strahlt, ich strahle, und ich stelle meine übliche Frage:

"Darf ich ein Foto davon machen?"

Sie stutzt, und ich füge erklärend hinzu: "Mein Knochenmark hab ich letzte Woche auch fotografiert."

Da nickt sie lächelnd, und ich hole meine Kamera hervor. Als ich fertig bin, möchte sie das Bild auch mal sehen, und dann darf ich zurück in die Onkologische Ambulanz.

Dort erneutes Warten, ich lese wieder, und bald kommt mein Doktorchen.

Mein Doc ist nett. Also, netter als nett. Nett ist ja so ein komisches Unwort. Er ist auf jedenfall toll. Dass ich besonderes Glück mit ihm habe, bemerke ich, als im nächsten Moment wieder mal meine Welt ins Wanken gerät. Um mich herum wird es ganz still, dann summt es in meinen Ohren. Sie haben auf den neuen CT-Bildern nämlich noch vergrößerte Lymphknoten im Brustbereich (Mediastinum) gefunden. Och nee. Also bin ich nun Risikogruppe irgendwas und muss mehr und vor allem eine andere Chemo kriegen. Ein Schreck, aber kein Schock. So langsam bekomme ich jedoch Kopfschmerzen, für heute reicht es mir, und ich will nur noch raus aus dem Krankenhaus. Aber er erklärt mir alles ganz toll, ausführlich und wirklich beruhigend.

Ich komme nun in die Kölner Studie HD 14 statt 13, später lese ich, dass das einfach "mittleres Stadium", aber immer noch Stadium 2A ist. Mist. Naja, aber es ist wohl genauso gut heilbar. Und ich hätte es ja ohne meinen Traum gar nicht oder erst viel später bemerkt,

also jetzt nicht rummeckern, sondern Augen zu und durch!
Er fragt mich auch eher verblüfft: "Wie haben Sie das bemerkt?"
Für einen Moment schwanke ich, weil ich nicht weiß, ob er mich nun als bekloppt abstempeln wird, aber dann erzähle ich es doch: "Ich habe davon geträumt. Also, nicht, dass ich Krebs habe. Aber dass ich Zink nehmen soll."
Dann berichte ich weiter und erfahre, dass ich ohne dieses verrückte unerklärliche Frühwarnsystem in meinem Unterbewusstsein vermutlich erst ein Jahr später einen Knubbel am Hals oder andere Symptome bemerkt hätte. Wow. Ich bin doch ein

Glückspilz! Dann stelle ich alle meine Fragen, auch, wie normal ich mein Leben weiterführen kann oder eben nicht. Schließlich erzählt er mir von einer Patientin, die mit 35 gestorben ist, was "schade ist, die war nett" – heißt das, bei den "Unnetten" ist es nicht schade? *Also wirklich, Doc!* Seufz.
Er findet es gut, wenn ich mein Leben so weiterlebe wie bisher, nicht nur zu Hause hocke, aber halt immer brav in die Klinik komme. Jaja.
Meine Periode wird eine zeitlang, vielleicht auch ganz, ausbleiben (ich hätte nix dagegen), wir müssen engmaschig die Blutwerte checken.
Und Verwandte reagieren oft anders als

befürchtet. Toll, ich weiß Bescheid. Ich werde trotzdem keinem was sagen, erst mal.

Dann sind wir durch, ich unterschreibe noch meine Einverständniserklärung zur Teilnahme an der Kölner Studie, eine Schwester nimmt einen Teil der Unterlagen entgegen: "Ach, Sie haben Non-Hodgkin?"

Doc: "Nein, nein!!"

Jess: "Machen Sie mich nicht kränker, als ich bin!"

Wir lachen, er veranstaltet ein bisschen Chaos am Faxgerät mit den vielen Papieren, die nach Köln zur Studiengruppe müssen, und das macht ihn mir noch sympathischer.

Endlich wird mir die Nadel aus dem Arm gezogen, und morgen nach meinem Englischunterricht, den ich unbedingt weitermachen will, darf ich wiederkommen.
Zur ersten Chemo.

8

Woche 1: Erste Chemotherapie (Mittel: BEACOPP) • Erster Besuch in der Strahlenklinik

• Ab jetzt ist mein Leben aufgeteilt in Zyklen, Wochen und Tage – und die Zeit, die man braucht, um alle Medikamente korrekt einzunehmen

"Auch Krankheiten heilen besser, wenn wir eine liebevolle, entspannte Haltung bewahren." (Dalai Lama)

"Gesundheit!", sagen meine Mitpatienten, als ich niese.

Ich muss lachen. *Gesundheit*, sehr witzig.

Alle sitzen oder liegen da mit einer Infusion im Arm und können nicht gerade von Gesundheit sprechen. Na gut, es stimmt - gebrauchen können wir sie alle.

Die Chemo dauert für meine Begriffe lange. Um halb 11 bin ich da, um halb 3 bin ich fertig. Ich werde jedoch in den folgenden Wochen merken, dass das sogar recht zügig war.

Ich bekomme zwei Zyklen BEACOPP (Die Großbuchstaben stehen für die einzelnen Mittel) und 2 Zyklen ABVD. Das heißt: Heute Cortisonspritze, 2 Chemobeutel, eine knallrote Chemospritze (von der man rot pinkeln muss), zwei Mal Blasenschutz per

Spritze und jede Menge Kochsalzlösung. Außerdem muss ich acht Tage lang auch noch ein Chemomittel in Tablettenform nehmen. Ich lese, ich döse, ich unterhalte mich mit einer Mitpatientin. Seit gestern habe ich Kopfweh, durchgehend. Sonst bin ich okay, die Leute hier sind einfach total lieb, und das bei dem Stress, den ganzen Tag zwischen piepsenden Geräten, die anzeigen, dass ein Infusionsbeutel durchgelaufen ist, und kranken Patienten herumzuhuschen. Kein schöner Job.

Man liegt da, wird müde. Mir wird warm durch die Infusion, eine Frau friert. Dieses Klinikleben ist ein ganz eigenes Universum, manchmal kommt es mir vor, als stünde die Zeit still, dann wiederum rast der Zeiger an der Wanduhr, und der halbe Tag ist vorüber.

Als ich alle Infusionen erhalten habe, fährt mich ein Klinikfahrer in die Strahlenklinik hinüber. Ich bin ein wenig benommen und kann mir nicht vorstellen, den ganzen Weg dorthin zu Fuß zurückzulegen, aber sonst geht es mir gut, es fühlt sich wie betrunken an, so langsam im Hirn.

Ich muss zwei Formulare ausfüllen, bekomme eine Broschüre mit Infos über Bestrahlung und Strahlenklinik in die Hand gedrückt und warte mal wieder.

"Sie hatten gerade Ihre erste Chemo? Dann sollten Sie nach Hause gehen und sich hinlegen", sagt eine sehr robuste Schwester zu mir. *Ach nee*. Wie gerne täte ich das. Aber was mein Doc sagt, wird gemacht, also los!

Nach einer weiteren gefühlt unendlichen Wartezeit in einem schmalen, engen Raum, der Durchgang zu einem weiteren Raum ist, kommt die Schwester endlich wieder, lässt mich im Arztzimmer Platz nehmen, und dann taucht nach weiteren gefühlten fünfzehn Minuten der Strahlenarzt auf. Außerdem ist mein Lieblingsdoc plötzlich da, sein Chefarzt, eine Schwester und eine von den

Sekretärinnen, die ich aus der Onkologischen Ambulanz kenne – und die robuste Schwester von vorhin. Eine Menschentraube, die mich anstarrt. *Arrrgggh! Ich will hier raus!* Der Chefarzt erzählt, was ich schon weiß – mein Doc hatte mir ja alles ausführlichst erläutert: mittleres Stadium, behandelbar mit Chemo- und Strahlentherapie. Und dann stellt er überflüssigerweise auch noch fest, "dass die Haare wieder wachsen werden, ja, egal ist das nicht, den jungen Frauen muss man das sagen, Ihr ganzes Leben lang wollen Sie schließlich nicht mit Tüchern leben", belehrt er mich, als ich einwerfe, dass

ich darüber schon längst Bescheid weiß und Kopftücher benutzen werde. Ich möchte keine Perücke. Dann erzählt mir der Strahlenarzt noch völlig belanglose Dinge, tastet meine Lymphknoten am Hals und dann war´s das, ich darf endlich nach Hause.
Da die Strahlentherapie erst in dreieinhalb Monaten beginnt, hätte man sich den Termin meiner Meinung nach sparen können, und im Nachhinein empfehle ich auch jedem, über unnötige Terminvergaben nachzudenken und sich gegebenenfalls einzumischen. Hinterher ist man immer schlauer, aber zum einen dieser Lullitermin, zum anderen die Art, wie

das Personal der Strahlenklinik sich später den Patienten gegenüber verhält (nicht nur mir gegenüber), führt dazu, dass ich in den weiteren Monaten Termine absagen und lieber zu meinem "Onkel Doc" und seinen lieben Leuten in der Onkologischen Ambulanz gehe.

***

Am Abend telefoniere ich. Mein "Rudel" will schließlich wissen, wie es gelaufen ist und wie es mir geht. Helga hat eine Karte geschrieben, dass ich das schon schaffe und dass sie mir viel Kraft für die heutige erste Chemo wünscht.

Ilona, Sabine und Jean helfen mir auch sehr, ihr Zuhören und ihr Verständnis, gepaart mit Lebenserfahrung und Mutmachen, das ist einfach unbeschreiblich.
Ich erzähle Sabine von den vielen Medikamenten, die ich nehmen muss. Mein Doc hat mir eine ganze Liste mitgegeben, damit ich weiß, was ich wann und wie lange nehmen muss.
Dann der Schreck, dass ich ab Tag 8 mir selbst Spritzen in den Bauch stechen muss.
"Ich habe Sie so eingeschätzt, dass Sie das packen", sagt mein Doc, als er mein Entsetzen bemerkt.

"Okay, ich bin in vielem ein Bauer, außer bei Nadeln in mir drin", entgegnete ich.
Sabine meint auch, dass ich das schaffe, ist aber auch froh, dass ich Diana als Arzthelferin zur Seite habe. So viele Heiler wie möglich, denke ich, und das ist Diana auf jeden Fall.
Sabines ruhige Art hilft mir sehr. Sie erzählt, erklärt und ist einfach nur ein lieber Mensch. Bei Jean geht es mir ähnlich. Bei beiden wundere ich mich, dass jemand, den ich kaum kenne, so zu mir ist. So lieb, verständnisvoll und hilfreich, ohne viel große Worte tun sie doch Großes, nämlich mich beruhigen - und irgendwie machen sie mich auch

glücklich. Jean winkt ab, sagt, ihr standen auch einmal plötzlich viele Menschen zur Seite – und nun kann sie etwas von dem, was ihr damals geschenkt wurde, zurückgeben. Ich freue mich sehr darüber. Auch wenn ich mir immer sage, ich muss das vor allem allein schaffen, bin ich heute besonders glücklich und dankbar, dass mir ein Mensch wie Jean begegnet ist. Aus Zufällen werden Glücksfälle.
Mit Diana rede ich auch noch lange, und dann bin ich müde, aber entspannt. Mir ist übel ohne Ende, aber mich übergeben muss ich nicht, will ich auch nicht. Es gibt ja nichts Ekligeres.

Ich habe vorsichtshalber schon Kartoffel und Karotte intus, das ist ja immerhin eine Grundlage. Außerdem muss ich heute noch vier Chemo-Kapseln nehmen.

***

Ich checke kurz meine Mails - ach, all die hier nicht namentlich genannten Menschen, die Daumen drücken, Glück wünschen, anteilnehmen – das ist Glück pur!

Dann muss ich schlafen gehen. Weil ich alle zwei Stunden aufwache, ist es ein Leichtes, alle vier Chemotabletten bis ein Uhr nachts zu nehmen, außerdem ist die Übelkeit nach dem ersten

Aufwachen auch weg. Vielleicht kann man das tatsächlich wegschlafen. Mich irritiert, dass mich das Wasser, das ich trinke, anekelt. Die reißfesten Biomülltüten, die ich extra gekauft habe, falls ich brechen muss, stinken. Na toll. Ich wusste nicht, dass das mit den Nebenwirkungen so schnell geht. Annika schließt meinen Tag mit ihrem Anruf ab, und mein Kummer, nicht zu ihr zu können, weil ich an Tag 8, am Mittwoch, auch zu einer Infusion in die Klinik muss, löst sich in Luft auf – sie will herkommen, mich hinbringen, und dann können wir überlegen, ob wir zu mir oder zu ihr fahren. Ach, ich bin glücklich.

Chemotherapie bei Hodgkin-Lymphom, Stand Sommer 2011

Wie bei vielen anderen Krebsarten wird auch beim Hodgkin-Lymphom eine Kombination aus Chemotherapie und anschließender Strahlentherapie durchgeführt. Die Chemotherapie besteht aus einer Kombination von verschiedenen Anti-Tumor-Mitteln. Diese Kombination wird so gewählt, dass die eingesetzten Medikamente den Tumor von verschiedenen Seiten angreifen und sich in ihren Nebenwirkungen nicht überschneiden. Die Ergebnisse der Chemotherapie werden in den Studien der "Deutschen Hodgkin-Studiengruppe" gesammelt und ausgewertet, sodass die Empfehlungen für die Wahl der Medikamente ständig aktualisiert werden können.

9

Chemo-Tag 2 mit BEACOPP • Schmelzflockensuppe, Fencheltee und Chemotabletten • Ich lerne viel über Medikamentenpläne und den Luxus, essen zu dürfen, was ich mag • Chemo-Tag 3 mit BEACOPP, Tee und Freunden • Abschied vom Haar • Tag 4 und 5 • Ich bin ein Apothekensortiment • Woche 1, Tag 8 mit der letzten BEACOPP-Infusion für diesen ersten Zyklus

Wie schon gestern merke ich, dass ich sehr langsam essen muss, sonst wird mir schlecht. Ich probiere Haferschleimsuppe aus. Nennen wir sie aber lieber "Schmelzflockensuppe", dann klingt es nicht so eklig. Sie schmeckt wider Erwarten total gut. Zusammen mit vier Chemo-Tabletten und einer Tasse Fencheltee ist das mein Frühstück. Sie wärmt, kleidet den Magen, aus und dann geht´s auch schon zur nächsten Chemo-Infusion im Taxi zur Klinik.

Mein Doc kommt und fragt, wie die Nebenwirkungen gestern waren. Ich werde an den Schlauch angeschlossen, und nach einer Stunde, oh

Überraschung, bin ich schon fertig. An Tag 2,3 und 8 gibt es immer nur ein Infusionsbeutelchen.
Zu Hause geht´s mir super. Mir ist sehr warm, aber ich habe kein Fieber. Dafür Hunger ohne Ende. Leider darf ich wegen der Chemotabletten nicht alles essen. Kein Brot, kein Fisch, kein Fleisch – die Liste in der Packungsbeilage ist megalang, weil es durch manche Lebensmittel zu unerwünschten Nebenwirkungen kommen kann.
Zum Glück habe ich Gefro-Gemüsebrühe ohne Hefezusätze, denn auch Hefeextrakt ist nicht erlaubt. Eine der Gefrosoßen ist ebenfalls ohne

Hefezusätze – zusammen mit Kartoffeln ergibt das ein Festmahl! Sabine schickt mir ein tolles Riesenpaket – Hühnerbrühe, Schokolade, Dinkelplätzchen, Fencheltee. Wahnsinn!

Während ich es auspacke, muss ich an heute Morgen denken und grinsen:

Die eine Schwester sagt während der Blutabnahme zur anderen Schwester mit Blick auf ihren Arm: "Boah, bin ich behaart." Und ich, mit Blick auf den Schlauch samt Infusionsbeutel auf dem Tisch, lache nur: "Ich weiß ein Mittel dagegen!"

Komisch. Sie finden es nicht so lustig wie ich …

***

Der Tag beginnt übel, aber dann fühle ich mich nur müde, sonst ist gar nichts, und ich bin froh darüber. Später achte ich auf jedes noch so kleine Zipperlein, rufe mir aber immer wieder die beruhigenden Worte meines Docs ins Gedächtnis. Mir ist warm, ich schlafe schlecht und bin unruhig, habe sogar Herzrasen. Das liegt alles am Cortison, das ich ab jetzt nur noch in Tablettenform nehme. Fieber hat man ab 38 Grad und ich hoffe und bete, dass ich keines kriege.
Meine Mundschleimhaut fühlt sich jetzt schon komisch an, obwohl die Chemomittel erst später beginnen, die

Schleimhäute anzugreifen. Ich trinke viel Tee und benutze eine Mundspülung ohne Alkohol.
Die Schmelzflocken beim Aufkochen nicht anbrennen zu lassen ist die größte Herausforderung.
Alles geht langsamer als gewohnt, aber ich kann ganz leicht mein eigenes Tempo finden, ich habe genügend Zeit dazu und vor allem viel Ruhe.

***

Eine Bekannte schreibt mir eine doofe Mail, da trennt sich echt schon jetzt die Spreu vom Weizen. Freunde werden Fremde und Fremde werden zu Freunden, ehrlich. Ich habe mehr und mehr das Gefühl, viel von mir fernhalten zu müssen. Vielleicht bin ich aber auch nur empfindlicher geworden, und Leute, die mir vorher schon auf die Nerven gingen, nerven nun noch mehr. Ich versuche, sie auszublenden. Ansonsten bekomme ich aber nur liebe Mails und ganz viel Unterstützung und Hilfsangebote.

***

Annika schickt mir eine superliebe Karte, und ich bin so erleichtert. Nicht, dass ich denken würde, dass der ganze Scheiß unsere Beziehung gefährdet. Eher, weil ich überlegt habe, einen Cut zu machen, um ihr Kummer zu ersparen oder meinen Anblick, wenn ich demnächst keine Haare mehr habe oder was weiß ich. Man macht sich so allerhand (auch blöde) Gedanken, wenn man nachts nicht schlafen kann oder einer Infusion beim Tropfen zusieht. Außerdem kommen wir immer wieder auf das Thema, auch wenn ich mir noch so oft vornehme, nicht darüber zu sprechen, damit es nicht so viel Raum einnimmt. Gerade letzte Nacht haben wir, ich weiß nicht wie lange, geredet. Auch tagsüber. Wir telefonieren eigentlich ständig miteinander, aber vielleicht muss das alles auch raus. Ganz bestimmt.

Es tut gut, dass sie für mich da ist und ich mich auf sie verlassen kann.

***

Helga ruft an und sagt, ich soll mit den Krebszellen sprechen. Aber hallo! Ich schimpfe eher mit ihnen, die sollen nämlich schön verschwinden, außerdem sind Selbstgespräche auf die Dauer ja auch nicht so dolle.
Ich schneide mir die Haare ab. Keine Ahnung, wie schlecht ich mich in 14 Tagen fühlen werde, wenn sie tatsächlich ausfallen, darum nutze ich jetzt noch die Kräfte, die ich habe.
Zuerst schnipple ich mir eine Ponyfrisur, um zu gucken, ob ich damit immer noch so doof aussehe wie mit zwölf Jahren (Ja, es sieht genauso doof aus!). Dann flechte ich mir mehrere lange Zöpfe, die ich einzeln abschneide.

Hinterher wird nur noch ein wenig ausgebessert, und fertig ist mein neuer Kopf! Jetzt sehe ich aus wie mein kleiner Bruder , nur mit Busen. Es ist gar nicht schlimm, und mein neues Gesicht lacht mir aus dem Spiegel entgegen.
Ich verstaue mein Haar in einer Tüte und stecke die Tüte dann in eine kleine Kiste. Hier kommen auch alle Fotos, Befunde, Notizen und Gedanken hinein, die ich während der ganzen Zeit hatte und habe.
Liebe SMS begleiten meinen dritten Chemotag. So ein paar Buchstaben, wenige Worte nur – und sie geben so viel Kraft.

***

Die vielen Informationen schwirren in meinem Kopf herum – Cortison macht Hunger; Heuschnupfenmittel brauche ich wegen des Cortisons nicht mehr (Irgendeinen Vorteil muss die Sache ja auch haben!); die Chemomittel können z.B. Pilze im Mund hervorrufen, die aber nicht ansteckend sind; von dem ganzen Abfall der Blutplättchen wird es mir ein, zwei Tage lang schlechter gehen.

Ich frage mich, wie lange meine Wochen in Tag 1 bis Tag 8 eingeteilt sein werden und ob ich jemals wieder ohne Medikamentendose auskomme. Der Plan meines Docs ist zwar ganz gut, aber doch nicht so übersichtlich. Ich sortiere morgens alle Tabletten, die ich über den Tag verteilt einnehmen muss, in eine Dose, die ich vor Jahren mal im Krankenhaus bekommen habe, und das ist schon eine ganze Menge. Am schlimmsten sind die vielen großen Chemotabletten. Aber nur noch bis Tag 8, dann muss ich sie erst wieder von Tag 1 bis 8 im zweiten Zyklus nehmen. Sie sorgen für Verstopfung. Wie sehr man sich freuen kann, wenn man nach drei Tagen mal wieder Stuhlgang hat (wieso heißt das eigentlich so?)! Als Nächstes muss ich Trockenpflaumensaft kaufen. Dass ich das noch erleben darf, Abführmittel!!

***

Diana ist die Erste, die mich mit den kurzen Haaren sieht. Man sieht mein Gesicht besser, das sagen dann später auch alle anderen. Anders, aber gut.
Ich bin kein Kurzhaarfan, aber okay, ich weiß ja, wofür es gut ist.
Amo kommt, möchte über meine kurzen Haare streichen, und ich lasse sie, lachend. In den folgenden Monaten fühlt sie immer ganz vorsichtig nach und irgendwann, als die Haare länger werden, fragt sie regelmäßig: "Darf ich mal?" und wuschelt durch mein Haar.
Das fühlt sich superschön an.

***

Ilona nimmt mich mit zu Annika. Morgens ist mir zwar sehr übel, aber schlaue Menschen haben den Wirkstoff Ondansetron erfunden, der die Übelkeit nimmt. Ich achte sehr darauf, dass ich immer genug von diesem Antibrechmittel, auch unter dem Namen Zofran bekannt, da habe, auch wenn es wirklich grässlich schmeckt. Das Original schmeckt nach Erdbeere, das ist okay, aber das von meiner Krankenkasse bezahlte Medikament mit demselben Wirkstoff schmeckt nach Pfefferminze und das ist zurzeit richtig eklig. Nachdem ich es gelutscht habe, stecke ich sofort eines der vielen verschiedenen Bonbons, die mir Birgit geschickt hat, in den Mund. Von dem Pfefferminzgeschmack wird mir sonst so übel, dass ich Angst habe, die Anti-Brech-Wirkung bleibt aus.

"Toll, wenn man von dem Antibrechmittel fast kotzen muss, weil es zum Kotzen schmeckt, dann kann man es auch als Brechmittel verkaufen. Du bist sehr tapfer", schreibt Birgit, als wir zum Thema Bonbons mailen und ich ihr schreibe, dass die nach dem Antibrechmittel gut helfen.

Ich muss darüber wieder total albern lachen.

***

Ich habe eine weiß belegte Zunge und sofort Panik, dass es dieser angekündigte Pilzbefall sein könnte (igitt!), aber es lag nur am Essen, zum Glück, und ist nach ein paar Stunden wieder weg. Außerdem habe ich Ampho-Moronal-Tabletten bekommen. Die lutscht man, damit keine Pilze im Mund entstehen. Es kann also noch gar nichts passieren!

Überall in meinem Oberkörper piekst es. Ich bin schon ganz verzweifelt, weil ich ganz bestimmt nichts von dem gegessen habe, was in der Packungsbeilage der Chemotabletten als verboten drin steht. Dabei ist das echt schwer: Wenn die Übelkeit verschwunden ist, könnte ich die ganze Zeit nur essen. Es gibt Nudeln mit

Gemüsebrühe zum Frühstück, dabei habe ich solchen Appetit auf frische Brötchen und Kaffee, aber beides ist wegen der Nebenwirkungen verboten. Die Tomaten im Salat schmecken nach Banane. Seltsam. Aber auch irgendwie lustig, weil Annika sagt, sie schmeckten ganz normal.

Annika arbeitet tagsüber, und ich heule den halben Tag. Ich will nicht sterben, denke ich, ich will, dass die Schmerzen weggehen. Was bin ich froh, dass ich heute Nacht nicht alleine bin!

Neue SMS meiner Freunde erhellen den Tag, die Woche.

***

Annika fährt mich nach Karlsruhe in die Klinik und geht Inlineskaten, weil ich denke, dass die Infusion nicht lange dauert. Aber ich kippe beinahe um, mir ist plötzlich gar nicht gut, und als ich endlich liege, sagt die Schwester, sie könne meinen Puls nicht fühlen.

"Bin ich schon tot?" , frage ich daraufhin, aber für derlei Witze haben sie hier keinen Geist.

Nach der Infusion fährt Annika mich nach Hause, es ist doch besser, in der Nähe der Klinik zu bleiben, als wieder zu ihr mitzukommen.

Ich habe Hunger wie ein Bär und bin gleichzeitig müde ohne Ende. Da weiß man gar nicht, welches Grundbedürfnis stärker ist – schlafen oder essen. Doch. Auf dem Nachhauseweg esse ich ein Croissant, das Annika mir vom Bäcker mitgebracht hat, und ich bin über den Geschmack erstaunt. Als hätte ich Monate nichts zu essen bekommen! Lecker!

Wasser dagegen schmeckt bitter. Bah! Annika kauft noch schnell ein, weil der Supermarkt auf dem Weg liegt. Ich hänge im Autositz, schließe die Augen, will nur noch ins Bett. Und Brot essen. Ich habe so einen Heißhunger auf Brot! Ich bin froh, dass das ab heute wieder erlaubt ist.

Noch einen Tag länger hätte ich aber auch nicht diese ekligen Chemotabletten schlucken können. Mein Doc hat gesagt, ich dürfe alles essen, allerdings habe er ein Problem mit Blattsalat, in dem Tiere mit Krankheitserregern wohnen. Naja, üblicherweise wasche ich Salat, denn Schnecken und Fliegen esse ich nun auch nicht soooo gerne. Bin hier doch nicht im Dschungel!

Als Annika und ich nach Hause kommen, macht sie mir ein Schinkenbrot und bringt es mir ans Bett. Was für ein Festessen!

Wir hören Musik. Wie tröstlich das ist. Einfach nur da liegen und ein bisschen mit den Zehen wippen.

***

Ich muss prophylaktisch ein Antibiotikum nehmen, und meine Hausärztin gibt mir den Tipp, die Riesentabletten in Wasser zu zerlassen und viel nachzutrinken. Überhaupt trinke ich drei bis vier Liter am Tag, ich habe so einen Brand, und es ist gut, wenn die Giftstoffe rausgespült werden.

Nebenwirkungen der Chemotherapie

Bei der Chemotherapie werden Zellgifte eingesetzt, um die Krebszellen zu zerstören. Da diese Zellen körpereigene

Zellen sind, sind Nebenwirkungen auf den Körper nicht zu vermeiden. Die Medikamente greifen vor allem die schnell wachsenden Körperzellen mit an, sodass Nebenwirkungen besonders häufig im Bereich der Schleimhäute, Fingernägel und Haare sowie bei der Blutbildung auftreten. Häufig kommt es bei der Chemotherapie auch zu Übelkeit und Erbrechen. Da die eigentliche Wirkung der Chemo-Medikamente nicht eingeschränkt werden darf, können leider nicht alle Nebenwirkungen verhindert werden.

10

Woche 2: Erholungsphase und Neupogenspritzen • Leukozytenzählen und Fiebermessen • Plüschlöwe Fridolin 2 • Hilfen für die Seele • Leukozytenbabys und Knochenschmerzen Mundschutz und Ausflug in die Notaufnahme der Stadtklinik • Meine Familie • Bleierne Müdigkeit • Und der Tag vergeht trotzdem

Inzwischen

Nach ein paar Tagen fährt Annika wieder nach Hause, und als ich zum Blutabnehmen muss, bringt mich meine liebe Amo zu meiner Hausärztin. Ein bisschen komisch ist es schon, ich fühle mich irgendwie "heimischer" in der Praxis als in der Klinik. Mein Doc hat meiner Hausärztin alles gefaxt, Riesenlisten, sagt sie. Ich habe Angst, dass ich süchtig werde bei all den Tabletten, aber sie sagt nein, mein Körper brauche das alles jetzt, und süchtig wird man nur, wenn man etwas nimmt, was der Körper nicht braucht.

***

Sobald das Fieberthermometer über 37 Grad anzeigt, rede ich mit meinem Körper – *"Nein, du kriegst kein Fieber, nein, du brauchst dich nicht zu erhitzen"*, usw. Eine Stunde später habe ich dann

wieder meine üblichen 36,6 bis 36,8 Grad.
Ich lutsche Traumeel-Tabletten zur Unterstützung, und prompt sind die Stiche in meinem Oberkörper weg. Hätte ich ja auch mal früher versuchen können!
Freundinnen rufen an. Die eine heißt Alex, wohnt mit ihrer Familie auf Mallorca und hat dennoch Zeit für mich; die andere ist eine Kollegin aus dem Festspielhaus, die mir die Spritzen geben wird, wenn Diana im Urlaub ist. Ich bin dankbar und beruhigt. Denn mich selbst zu pieksen, das bekomme ich immer noch nicht hin. Die Spritzen werden dafür sorgen, dass mein

Knochenmark schneller weiße Blutkörperchen bildet, die sogenannten Leukozyten. Sie sagt, das sei ja unnötig, dass ich das kriege. Hmm. Stimmt. Krebs braucht echt kein Mensch!

***

In der Nacht wache ich panisch und mit Herzrasen auf. Ich versuche, ganz ruhig zu atmen. Sabine hat vor Kurzem gesagt, man könne ganz viel wegatmen - und es funktioniert tatsächlich. Dann fällt mein Blick auf einen Bildband, den ich rezensieren soll. Aquarelle sind drin, schöne Bilder vom Meer. Ab sofort wird dieses Buch meine Nachtlektüre.

Während ich morgens zur Meeresrauschen-CD atme, Mantras vorsage und dabei wach und ruhiger werde, brauche ich nachts die Meerbilder.

***

Zurzeit gehen viele meiner Elektrogeräte kaputt. Es ist zwar alles reparabel und austauschbar, anders als mein armer Körper, aber komisch ist es doch.

***

Diana bringt mir ihren DVD Player, einen kompatiblen Fernseher, weil meiner so alt ist, dass die Anschlüsse nicht passen, und Videos und DVDs. *Madita* von Astrid Lindgren ist dabei

und ABBA und so viele andere tolle Sachen!
Wie entspannend ein Dach sein kann, denke ich, als ich dann auf der Couch liege und hinausschaue auf das rote Dach des Nachbarhauses.
Amo kommt vorbei und hat für mich eingekauft, seit zehn Tagen habe ich Appetit auf Fleisch, und jetzt darf ich wieder! Und Biobananen!
Gleich darauf kommt Ilona, wir trinken meinen ersten Kaffee nach der Chemo zusammen und unterhalten uns.
Schöööön!

***

Schlaflos in Baden-Baden

Ich bin müde. Dann wieder wach. Okay, es ist Vollmond, aber ich habe Herzrasen. Dann klopft´s wieder normal, allerdings bis hoch zum Hals und in den Kopf.

Ich spüle den Mund mit Salbeitee, weil mein Hals sich so belegt anfühlt.

Die Dunkelheit ist schlimm. Es ist ruhig im Haus, einsamer kann man kaum sein, denke ich.

Jean sagt später immer wieder zu mir: "It is true that many people are awake with you and funnily enough, those fears disappear the next morning"- und der Gedanke daran hilft mir auch oft.

Doch jetzt habe ich erst mal Angst, den Morgen nicht mehr zu erleben, morgen früh nicht mehr aufzuwachen. Mein Grundbedürfnis ist aber zu schlafen.
Nach zwei weiteren Stunden Schlaf ist es immer noch dunkel. Ich habe so ein Loch im Bauch, dass ich zum ersten Mal in meinem Leben in der Nacht an den Kühlschrank gehe. Leberkäse von Diana liegt darin. Mmmhhhmmm!
An Schlaf ist nicht zu denken, und ich schaue mir die *Madita*-DVD an, bis ich wieder müde werde und mich, eingewickelt in meine Fleece-Decke, von der Couch ins Bett zurückschleppe.
Plüschlöwe Fridolin schaut mich an,

und zum ersten Mal denke ich, dass Stofftiere eine Seele haben.
Ich werde wach, als es hell wird, früh. Sofort lege ich eine Meeresrauschen-CD ein und atme. Danach Entspannungsmusik. Tut das gut!
Ich versuche, mir Mantras zu verinnerlichen. Ich habe einen Dalai-Lama-Kalender mit passenden Worten und suche mir für jede Phase ein neues Mantra heraus. Meeresrauschen und der Dalai Lama – für mich morgens die Möglichkeit, die Schatten der Nacht abzuschütteln.

***

Bald rufen verschiedene Leute an, und ich bekomme eine SMS von einer meiner Steffis, dass ein kleiner grüner Kobold in meinem Briefkasten sitzt. Ich gehe schwerfällig hinunter, das ist mein heutiger Spaziergang, so anstrengend ist das, und hole ein in Spiegelschrift geschriebenes Rilkegedicht hoch. Ach, ist das toll! Ich hänge es an die Wand, freue mich mächtig darüber und rufe sie gleich an.

Dann backe ich Brot. Wie gut das duftet!

***

Sabine lenkt mich mit ihren Erzählungen am Telefon ab, als ich wieder im Bett liege und nicht weiß, wie ich mich hinlegen soll, weil mir alles wehtut.

***

Meine Mutter ruft an. Ups! Ich habe gar nicht mit ihr gerechnet, in meinem Dämmerzustand.

Schon nach meinem "Hallo" sagt sie, dass ich gut klinge. Das wüsste ich aber. Nun gut, telefonieren kann ich wegen meines Jobs ganz gut. Ich habe nur ein wenig schlechtes Gewissen, dass ich es ihnen verschweige. Aber als sie sagt, dass sie überlegen, mich zu besuchen, sträubt sich alles in mir. Ich kann im Moment nur Menschen ertragen, die wissen, wie man mit mir umgeht. Und das wissen meine Eltern nicht, weil sie mich gar nicht gut genug kennen. Das liegt sicher auch an mir.

Doch über unsere Beziehung denke ich heute nicht nach. Morgen auch noch nicht. Übermorgen vielleicht.

***

Am Nachmittag beginnen meine Beine so schlimm zu schmerzen, dass mir die Tränen runterlaufen. Nicht nur vor Schmerz, auch vor lauter Wut, dass es nicht aufhört. Mittendrin ruft Annika an. Die Gute. Die Arme. Hört mir zu, weiß nicht, was sie sagen soll, und hilft mir durch ihre bloße Anwesenheit am Telefon, während ich schimpfe und fluche und ungeduldig und traurig bin. Sie fragt sogar, ob sie herkommen soll. Ich verneine, sie muss sich auch mal ausschlafen und morgen arbeiten.

Nach ein paar Stunden entschließe ich mich dazu, in die Notaufnahme unserer Stadtklinik zu gehen, denn ich habe Angst, dass es eine Thrombose ist. Aber gleich in beiden Beinen? Das entbehrt jeder Logik, aber die Panik überwiegt. Ich erreiche ein paar Leute nicht, aber Tine ist gleich am Telefon. Sie ist so lieb und bringt mich in die Klinik, wartet dort geduldig und freut sich, dass sie mir helfen kann. Ich habe Hunger, vor allem, als die junge Ärztin eine Thrombose ausschließt und mir empfiehlt, eine Schmerztablette zu nehmen.

So viel Ritual muss sein – trotz Schmerzen fahren wir mitten in der

Nacht zu McDonalds und scherzen wie früher, und ich denke, dass ich Tine in letzter Zeit viel zu selten gesehen habe. Natürlich rufe ich auch noch Annika an, und ich glaube, sie ist beruhigt, als sie hört, dass ich wieder ans Essen denken kann.

Eine halbe Paracetamol dient als Placebo, nach einer heißen Dusche rein in meinen kuscheligen Winterschlafanzug und zack! schlafe ich ein.

***

Am nächsten Morgen habe ich einen Lippenherpes und weiterhin Schmerzen, vor allem in den Leisten, im Nacken- und Kopfbereich.

In der Klinik geht zunächst niemand ans Telefon und meine Hausärztin kommt wegen der schlechten Blutwerte drei Tage zuvor lieber bei mir zu Hause vorbei, um nochmal Blut abzunehmen. Sie telefoniert mit der Klinik, mit dem Ergebnis, dass ich doch mit dem Taxi nach Karlsruhe fahren muss.

Ich soll das Haus nur mit einem Tuch vor dem Mund verlassen, weil die Leukozyten ein paar Tage zuvor so im Keller waren, dass ich nicht wirklich viele Abwehrkräfte habe.

Der Taxifahrer unterhält mich gut, er ist wirklich supernett, und ich fahre am liebsten mit ihm. Es ist sehr angenehm, eine gute Seele als Fahrer zu haben;

besser als so ´nen Holzklotz, der sich nicht auskennt. Die liebe Frau von der Taxizentrale sorgt meistens dafür, dass er mich holt, und unsere Plauderstündchen sind ein schönes Ritual geworden. Er hört sehr viel Radio, anspruchsvolle Programme, und er erzählt mir von Reportagen, Berichten und Nachrichten. Manchmal hören wir beide schweigend zu, was erzählt wird – und so vergehen die Fahrten immer ganz schnell.

Mit Mundschutz in der Hand empfängt mich eine Schwester am Eingang und zieht ihn mir über, drückt mir außerdem einen Stapel von den Dingern in die Hand, damit ich für´s

nächste Mal welche zu Hause habe.
Ach herrje, so viel Trubel ist doch nun wirklich nicht nötig!
Die Leute auf dem Flur gucken neugierig, und ich möchte mich am liebsten auf der Stelle wieder umdrehen und gehen. Kurz darauf gibt es Entwarnung, mittlerweile sind neue Leukozytenbabys geschlüpft, und alles ist gut. Zwar könnte der Wert höher sein, aber es ist okay.
Die Schmerzen, die mich die ganze Zeit plagen, kommen von den Neupogenspritzen, die mir Diana gibt – ich hatte also das ganze Wochenende über Knochenschmerzen, weil das Knochenmark so mit der Produktion

der Leukos beschäftigt war! Ein bisschen brummelig bin ich jetzt doch – hätte ich das vorher gewusst, hätte ich mich nicht so aufregen müssen. Aber nun überwiegt die Freude, dass es aufwärts zu gehen scheint. Ich bin beruhigt, denn wenn das wieder passiert, weiß ich Bescheid – aber ich hoffe, dass es nicht wieder passiert, denn die Schmerzen sind unterirdisch! Auch hätte ich gerne vorher schon einen Mundschutz gehabt, ich weiß jetzt, dass man sich vor einer derartigen Chemotherapie immer welche aushändigen lassen sollte.

Ich stehe, weil nicht viele Plätze im Wartebereich frei sind und Stehen und Laufen weniger wehtun als Sitzen. Dann komme ich endlich dran, mein Doc sagt, ich soll Voltaren gegen die Schmerzen nehmen (was ich wegen der möglichen Nebenwirkungen nicht mache), verschreibt mir auch noch was gegen den Lippenherpes, und ab sofort soll ich, sobald die Knochenschmerzen anfangen, die Neupogenspritzen absetzen. Alles klar, ich weiß Bescheid! Ich soll meinen Herzschlag pro Minute zählen, weil ich von dem Herzrasen berichte. Und ich darf in 5 Tagen ins Festspielhaus gehen und jetzt erstmal nach Hause.

Ich sage Ilona und Diana und meiner Hausärztin Bescheid, dann ruft auch noch eine liebe Kollegin aus dem Festspielhaus an und sagt, ich soll auf mich aufpassen und auch mal sagen, wenn ich was brauche. Ich könne mich ruhig bei ihr melden. Zur Ablenkung erzählt sie mir das Neueste aus dem Büro. So eine Liebe!

Als ich mit Sabine maile, erzähle ich ihr vom Mundschutz und erinnere mich dran, "dat isch so wat ja dat letzte Mal als Schwester Christa aus der Schwarzwaldklinik" beim rheinischen Karneval in der 4. Klasse getragen habe. Kicher!

Laufe zur Apotheke und zurück. Jipieh, bin fast wieder mobil!

11

Dümpeltage mit Haarausfall

• Woche 3: Ende des 1. Zyklus • Woche 4:Zweiter BEACOPP-Zyklus • Sommer ohne mich? • Enttäuschungen • Die Haare sind weg – alle! • Bachblüten • Seltsame Erlebnisse in der Klinik

"Wenn ich das geschafft habe, dann schaffen Sie das auch!"

Ich bin um halb fünf schon wach. Ich sehe es ein, es war eine doofe Idee, früher schlafen zu gehen.

Mein Herz schlägt weiter heftig, es rauscht ab und zu im Ohr, aber sonst geht es mir gut, abgesehen von den Zahnfleischschmerzen und dem Herpes, der nicht wirklich abklingt. Gedankenlos streiche ich durch mein Haar, ein kleines Büschelchen bleibt hängen. Das erste Büschelchen. Obwohl ich wusste, dass es diese Woche soweit sein wird, erschrecke ich im ersten Moment doch und schneide meine Haare noch kürzer, damit wirklich nur wenig ausfällt.
Ich setze ein Käppi auf, das Helga mir geschickt hat und das sich hinten zusammenbinden lässt. So kann nicht viel hinausfallen. Wenn ich das Käppi

abnehme, kann ich es leicht über der Toilette ausschütteln. Außerdem fahre ich zusätzlich mehrmals täglich mit einer Fusselrolle, eins von diesen Selbstklebedingern, über meinen Kopf. Das ist ab sofort meine neue Bürste. Ich bin megastolz auf meine Idee: So bleiben die ausfallenden Haare daran hängen und liegen nicht überall herum. Ich kriege viele Anrufe heute. Unter anderem auch von Bekannten, die mir sagen, dass sie sich etwas zurückgehalten haben: "Weil man ja nicht weiß, wie geht der andere mit so ′ner Krankheit um?" Und dass ich mich, auch wenn ich viele Freunde hätte, melden soll, wenn ich was brauche.

Ich möchte nicht ungerecht sein, weil ich selbst auch nicht weiß, wie ich in dieser Situation reagiert hätte, aber mir kommt es ein wenig wie Pflichtgefühl vor. Andererseits ist mir das so lieber als die, die sich plötzlich gar nicht mehr melden. Sogar jahrelange Freundschaften scheinen plötzlich auf Eis zu liegen, und das ist ein komisches Gefühl.

Ich brauche ja nicht viel, nur ein bisschen Ablenkung. Ich möchte wissen, was im Leben meiner Freunde passiert, und bei den meisten klappt

das auch. Aber eine gewisse Unsicherheit gestehe ich jedem zu.
Ein paar Tage später treffe ich ausgerechnet eine dieser Bekannten in der Stadt: "Wenn man dich so sieht, mit dem Kopftuch, ist man erstmal geschockt." Dann macht sie Witze, ob ich jetzt auf Britney Spears mache und so. Also, keine Spur mehr von Zurückhaltung.
Die nächste, die ich an diesem Tag treffe, sagt zu mir, dass ich gut aussehe und mir das Kopftuch sehr gut steht. Tja, die Geschmäcker sind verschieden.
Ich gehe noch kurz im Festspielhaus vorbei, sie sind ein echter Halt, meine lieben Kollegen, teilweise echte

Freunde. Einer macht einen Scherz, über den ich herzhaft lachen muss – ich soll Annika nachts die Haare abrasieren und mich morgens dann bei ihr bedanken, dass sie mit mir im Partnerlook geht. Ach, ich lache noch immer!

Und mein Lieblingswitz: Ab sofort hab ich kein Problem mehr mit Haaren im Essen.

***

Mein Doc sagt mir am Telefon, er habe immer viel zu verlieren, darum möchte er die heilen, bei denen es geht – und dazu gehöre ich. Na, das kann er auch glauben, dass ich ihm seine Statistik

verbessern werde. Wobei er kein Statistiker ist, sondern ein echt Guter. Er hat Geduld und nimmt sich Zeit, wann immer ich ihn anrufe und mit ganzen Frage-Listen löchere.
Körperlich wird es von Tag zu Tag besser. Ich habe zwar noch irgendwie Druck in der Herzgegend und mittlerweile auch Bläschen im Mund, aber die Ampho-Moronal-Tabletten helfen, und der Herpes ist auch fast weg.
Ich bin absolut fasziniert, wie gut erforscht das alles ist. Das eine Mittel hilft gegen dieses und jenes, löst aber Nebenwirkungen aus, die Mittel Nummer 2 wieder auslöscht – und

Mittel 3 und 4 braucht mein Körper, um Mittel 2 zu überstehen.

Genauso kann man vorhersagen, an welchen Tagen es mir schlecht gehen wird bzw. an welchen ich wieder am Leben teilhaben kann - das ist einfach der Hammer, was man heutzutage alles schon weiß!

***

Nach wie vor plagt mich ein unbändiger Hunger. Aber ich nehme ab, obwohl ich jede Menge esse. Das ist mir ganz recht, aber das nächste Mal suche ich mir wirklich eine andere Diät, da hat Birgit schon recht.

***

Ich muss mir Thrombosestrümpfe holen, weil ich so viel rumliege und schon mal eine Venenentzündung hatte.
Alles geht schrecklich langsam, ich kriege wenig Luft, und obwohl es draußen warm ist und ich schwitze, friere ich auch. Die Frau im Laden sagt zum Abschied, dass ich durchhalten soll.

Ich bin total überrascht, weil ich denke, sie sagt bloß "Auf Wiederseh´n" oder so etwas. Dann lache ich sie an: "Klar!"

***

Zu Hause schlafe ich auf der Stelle ein, wie ein Stein verschlafe ich den ganzen Mittag. Dann bin ich relativ fit, auch wenn das Herz immer noch drückt. Ich mache einen gemütlichen Spaziergang zum Festspielhaus. Schöööön!

***

Am Tag darauf gehen mir die Haare massiv aus. Ich bin wirklich froh, dass ich auf die Idee mit der Fusselrolle gekommen bin.

Diana kommt vorbei, und wir beide weinen miteinander. Als ich sehe, wie sich ihre Augen mit Tränen füllen, ist es bei mir auch vorbei. Nicht, weil es mir schlecht geht oder so. Eher, weil ich mir eine Welt ohne mich einfach nicht vorstellen kann. Wir halten uns fest im Arm, und bald ist es vorüber und ich lache wieder, weil ich weiß, dass ich das schaffen kann.

***

Auf dem Weg zum Festspielhaus, meinem täglichen Spaziergang, sobald ich gehfähig bin, treffe ich eine Nachbarin in ihrem Garten.
Sie fragt, ob ich mir die Haare abgeschnitten hätte, und als ich sage, dass ich Krebs habe, sehe ich ihrem Gesicht an, dass sie es ohnehin bereits geahnt hat: "Aber Sie sind doch noch so jung, und Sie haben ja nicht mal geraucht!"
Als ich auf dem Rückweg wieder an ihr vorbeikomme, ist sie immer noch fassungslos, und ich sage: "Naja, aber

es passiert doch immer nur den anderen, und ich bin nun eine davon!" Sie lächelt und meint: "Ich hatte den gleichen Krebs, vor Jahren. Wenn ich das geschafft habe, dann schaffen Sie das auch!"

***

"Ich habe viel in der Krankheit gelernt, das ich nirgends in meinem Leben hätte lernen können." (Goethe)

Für mich ist es ganz schlimm, dass ich nicht immer raus kann. Ich darf zwar, sagt mein Doc, aber ich bin oft zu schwach oder kriege keine Luft oder muss genug zu essen und zu trinken mitnehmen oder habe Rückenschmerzen oder bin müde. Ich habe alle Fenster offen und höre die mir so vertrauten Sommergeräusche – spielende Kinder auf der Straße vor meinem Haus, das quietschende Fahrrad der Postbotin, die Grillen, die zirpen – apropos Grillen, alle um mich herum grillen, und ich habe Hunger! Zum Glück ist nun die Hälfte dieses grässlichen Mittels vorbei, ich muss vier Zyklen Chemotherapie bekommen, zwei davon jeweils mit den gleichen Mitteln. Die beiden letzten Zyklen sind, was das Essen angeht, nicht so schlimm. Ich darf dann auch wieder Fleisch und Fisch und Brot essen. Brot! Wenn ich nur an frisch Gebackenes denke, wird mir flau im Magen, so sehr hab ich Appetit darauf.

***

Ich weiß jetzt, dass mein Körper sich schnell regeneriert. Heute war ich babysitten, das wäre vor zwei Wochen noch unmöglich gewesen. Und trotzdem heule ich am Abend wieder, weil ich Angst vor der morgigen Dosis habe.

Der zweite Zyklus - wer weiß, ob ich den genauso gut verkrafte wie den ersten? Angeblich wird es mit jedem Mal schlimmer.

Man denkt so Einiges an so einem Abend vor einer Chemo. Aber es ist Sommer, und dafür bin ich dankbar.

Solange es draußen hell ist, kann ich viel wach sein. Wäre jetzt verregneter Winter, hätte ich echt schlechtere Laune. Man fühlt sich einsamer, wenn es dunkel ist. Und eigentlich ist es ja gut, dass es morgen endlich weitergeht – so bin ich dann auch schneller fertig.

***

Eine flüchtige Bekannte aus dem Internet hat heute gemailt. Auch sie hatte vor Jahren Krebs und hat es geschafft.
So etwas hilft mir immer, auch wenn ich das um Himmels willen keinem wünsche, aber die Leute machen mir Mut, und auch die regelmäßigen Mails und Aufmunterungen meiner teilweise

neuen Freunde und Bekannten geben mir Kraft.
Mir fehlen meine alten Freunde ein bisschen. Vielleicht aber auch, weil ich spüre, dass diese Freundschaften Vergangenheit sind.
Sabine sagt mir, dass vergangene Bindungen mich genauso geprägt haben wie aktuelle und dass vergangene Freundschaften und Beziehungen nicht zu bedauern sind, sondern immer zu etwas gut waren und sicher keine Zeitverschwendung.
Ich versuche, es genauso zu sehen und einfach nur dankbar zu sein, dass mich viele Menschen so bereichert haben.
Dennoch schmerzt es mich, dass ich

von Menschen, die ich über ein Jahrzehnt kenne, so überhaupt gar keine Unterstützung erfahre.

***

Habe heute von einer Brustkrebsseite aus dem Internet Post bekommen, ich hatte das schon ganz vergessen. Kostenlos verschicken die dort Broschüren und so ein Gymnastikband. Voll cool. Vielleicht tut mir der Rücken in diesem Zyklus nicht so weh, wenn ich ein bisschen Gymnastik mache.

***

Jetzt hab ich übrigens nach einer Woche Haarausfall fast eine Glatze. Gehe nach wie vor mit der Fusselrolle drüber,

damit nicht so viel auf dem Kissen liegen bleibt.
Unter den Tüchern schwitze ich sehr, es ist halt volle Kanne Sommer. Darum gehe ich zu Hause lieber „oben ohne". Alle anderen Haare sind stark ausgedünnt, die unter den Achseln sind ganz weg. Und die an den Beinen, die ich zuletzt nicht mehr rasiert habe, weil ich nicht wusste, ob und wie Stoppeln ausfallen, kann ich so rausziehen – Epilieren mal anders!
Ich kann also allen, die sich das fragen (ich weiß das, denn in der Klinik reden alle darüber, wenn auch leise), sagen: ALLE Haare fallen aus. Alle, am ganzen Körper!

***

Habe mir Bachblüten-Notfalltropfen besorgt und heute erstmals ausprobiert. Mir helfen sie, da kann man von Hokuspokus reden, wie man will. Vielleicht wäre auch eine Anti-Krebs-Mischung nicht schlecht. Laut Buch sind das:

Centaury – Tausendgüldenkraut (Abgrenzung)

Gentian – Herbstenzian (Vertrauen)

Gorse – Stechginster (Lebenswillen)

Hornbeam – Hainbuche (Lebendigkeit)

Pine – Schottische Kiefer (Loslassen von Schuldgefühlen)

Wild Oat – Waldtrespe (den eigenen Weg finden)

***

„Ihre Krankheit ist kein Krebs."

O Mann. Heute geht´s mir schlechter als beim ersten Mal. Die Übelkeit ist stärker, die Kopfschmerzen sind wie beim letzten Mal, und ich kriege die vier Chemotabletten kaum runter.

Dabei war es direkt danach so gut. Hatte Hunger wie ein Bär, und mein neuer italienischer Taxifahrer fragte ganz lieb: „Wolle Brezel?"

Dann war ich froh, zu Hause zu sein und mir etwas kochen zu können.

Zuvor war ich stinksauer, trotz Termin um halb 9 musste ich zwei Stunden aufs Arztgespräch warten und dann noch mal eineinhalb auf die Chemo, da bin ich dann aber draußen spazieren gegangen. Ich will meinen Doc zurück! Aber klar, er hat auch mal Urlaub verdient.

Im Wartebereich unterhalte ich mich mit zwei Frauen. Die eine begleitet ihren kranken Mann, und mir fällt diese Nähe zwischen ihnen auf, ihr liebevolles Über-den-Rücken-Streichen. Später bringt sie mir was vom Bäcker mit, meine Rettung! Wir sprechen darüber, wie schwierig es für uns Patienten ist, Hilfe anzunehmen, aber auch, wie schwer es für die Angehörigen ist, Hilfe nicht geben zu dürfen.

Die andere Patientin sagt, sie habe einen Lungentumor, aber nie geraucht. Ach Mann!

Daraufhin meint die Erste, darum ginge sie jetzt erstmal raus, eine rauchen. Wir lachen alle drei schallend!

Die neue Patientin will noch so Einiges wissen, wie die Haare ausfallen zum Beispiel, und ich erzähle von meiner selbstklebenden Fusselrolle. Und dass Schmelzflockensuppe das Beste ist.

Außerdem lege ich beiden die Broschüren der Deutschen Krebshilfe ans Herz, vor allem die für Angehörige. Ich glaube schon, dass es sehr schwer ist, wenn der Kranke immer alles alleine schaffen will, aber man will die anderen ja auch nicht zu arg belasten. Mir geht das immer so, dass ich versuche, gut auszuwählen, also, dass jeder mal dran kommt und auch, dass zum Beispiel nicht nur Annika alles abkriegt an Frust und Trauer. Obwohl ich sicher voll beleidigt wäre, wenn mich jemand nicht helfen lassen würde. Schwierig.

***

Am zweiten Tag wache ich frierend auf, und das im Sommer. Messe Temperatur, 37,5.Okay, das ist kein Fieber, aber wenn man sonst immer zwischen 36,4 und 36,6 pendelt, merkt man das schon. Außerdem habe ich rote Flecken an Armen und Beinen.

In der Klinik wiegelt eine robuste Schwester ab: „Des isch bei uns koi Fieber!“

Eine andere, liebere Schwester, misst erneut, 37,9, sie runzelt die Stirn, sagt aber nichts.

Die Ärztin sagt: „Naja, es ist Sommer, mir ist auch warm!“ Am liebsten würde ich sie umboxen. Mir ist überhaupt nicht warm, im Gegenteil, ich friere! Ich weiß, dass ich vielleicht etwas panisch bin, aber weder bin ich das Sams, noch gewohnt, Temperatur über 37 Grad und rote Flecken zu haben.

Dann läuft die Ärztin ein bisschen ziellos um mich herum und überlegt, rennt dann raus, kommt wieder: „Das kann von der Chemo kommen.“

Aha. Hätte ich jetzt ja überhaupt nicht vermutet. Dann meint sie, ich hätte am Tag zuvor während der Infusion nichts getrunken.

Hallo? Ich bin die, die immer 1 ½ -Liter-Wasserflaschen mitschleppt und leertrinkt, weil sie denkt, sie verdurstet!

Der absolute Hammer kommt aber dann, als sie sich mir gegenüber an den Schreibtisch setzt: „Ihre Krankheit ist kein Krebs.“

Jetzt reicht's: „Ach nein? Ich dachte, ich hätte Hodgkin, Lymphdrüsenkrebs. Aber gut, dann kann ich ja nach Hause …“

„Hodgkin ist heilbar, darum ist es kein richtiger Krebs."
Ja, sonst wäre ich ja wohl nicht hier. Ich bestehe darauf, dass sie mir etwas gegen die Flecken verschreibt, aber sie denkt, sie muss mich zur zweiten Infusion überreden. Muss sie gar nicht. Ich möchte nur vermeiden, dass ich heute Nachmittag wieder halb verrückt vor Angst zu Hause hocke und in der Klinik niemanden mehr erreiche bzw. nicht weiß, was ich machen soll. Ich soll Paracetamol nehmen, wenn das Fieber steigt, und sie spritzt mir was gegen die Allergie. Dann darf ich nach Hause. Die Temperatur sinkt am Nachmittag wieder auf 36,6. Halleluja!

***

Kein Vergleich zu gestern, alles besser. Allerdings ärgert mich, dass ich während der Infusion dreimal sage, dass ich ein Rezept brauche und darum bitte, dass die Ärztin sich meinen Ausschlag vom Wochenende noch mal anguckt, und keiner kommt. Als ich sie nach ´ner Dreiviertelstunde Warterei auf dem Flur anspreche, ist sie genervt. Manno. Hoffentlich ist der Urlaub meines Docs bald vorbei. Ich bekomme mein Antiallergikum-Rezept endlich und darf nach Hause.

Dort ruhe ich mich aus und hoffe im Stillen, dass sich die Nebenwirkungen heute in Grenzen halten. Das

Schlimmste wären jetzt Kopfschmerzen. Doch am Abend hat mein Wille gesiegt – ich kann zum Sommerfest im Festspielhaus gehen, die Kollegen wieder treffen und ein bisschen was essen. Zwar trauere ich ein bisschen, weil ich zu diesem Zyklus-Zeitpunkt wieder weder Fisch noch Fleisch essen darf, aber es ist dennoch ein Festmahl für mich. Ich treffe eine Menge liebe Menschen und fühle mich fast gesund. Sie behandeln mich auch alle ganz normal.

Wieder einmal stelle ich fest, dass ich es wirklich gut habe, auch wenn sich mein Leben so sehr gewandelt hat – einige, von denen ich dachte, sie seien

Freunde, melden sich nicht mehr, und andere, mit denen ich gar nicht gerechnet habe, sind plötzlich für mich da.
Ich bin ein reicher Mensch! Und nach zwei Stunden Sommerfest bin ich platt. Aber GLÜCKLICH!!

12

August: Immer noch zweiter Zyklus BEACOPP, und täglich grüßt das Murmeltier • Wieder ein schwacher Tag 8 und zu wenige Leukozyten an Tag 10-12 • Wenn man es einmal kennt, macht es gar keine Angst mehr • Schlafen mit Mundschutz • Ich informiere meine Familie • Unterstützung durch die Deutsche Krebshilfe

„Bleib mir gesund!“

Die Zeit rast nur so dahin, obwohl ich gar nichts unternehme oder erlebe. Ich stehe morgens auf, der Postmann klingelt, und ich rase aus der Dusche, ins Handtuch gewickelt, aber Hauptsache, das Käppi schnell auf den Kopf! Ich kriege viele Päckchen, Aufmunterungspost, Geschenke. Sabine schreibt in einer E-Mail, dass es doch ungerecht sei, was mir da passiert, und gemeinsam philosophieren wir, was denn eigentlich Gerechtigkeit ist. Ich denke, es gibt keine wirkliche Gerechtigkeit bzw. der Begriff ist falsch, denn wie so oft in diesen Wochen komme ich schließlich an den Punkt, dass ich fast dankbar dafür sein kann, dass mir das jetzt und auf diese Weise passiert. Vor ein paar Jahren wäre ich ganz allein gewesen oder mit den falschen Menschen zusammen, und

nächstes Jahr bin ich um diese Zeit hoffentlich in einem Job, und wenn sie es dann erst entdeckt hätten, wäre es zum einen wegen des Jobs blöd und zum anderen vielleicht zu spät.
Es ist schon alles richtig so, aber heute kann ich das auch ganz locker sagen, denn es ist ein guter Tag. Bis auf ein bisschen mehr Müdigkeit und etwas Übelkeit, die aber durch eine Tablette verschwindet, geht es mir körperlich ganz gut.
Nicht nur Sabine hat gemailt, sondern auch Jean. Sie schreibt immer so wunderbar, ihre Worte sind einfach unglaublich, und sie gehen immer ins Herz und kommen als Lächeln wieder

aus mir raus. Vielleicht liegt es an der englischen Sprache, weil man das alles auf Englisch viel besser ausdrücken kann, ganz sicher aber hat sie auch ein großes Herz und weiß einfach, was man sagen muss. Nicht nur, dass sie mir Mut macht und immer meint, dass ich tapfer sei („clever girl"), sie hält mir auch vor Augen, dass mich jeder weitere Tag einen Schritt näher ans Ende der Behandlung bringt: „*Whatever the case, I have been thinking about you and hope that you are feeling okay. Just tell yourself that every single day that goes by is a day nearer to all this treatment being over. Isn't that a nice thought?*"

Ja, das ist es!

Alle möglichen Leute melden sich bei mir – alle, außer meinen alten Freunden. Immer wieder kreisen meine Gedanken um Freundschaften. So viele Leute, die sich kümmern. Und weniger als eine Handvoll, die sich plötzlich nicht mehr für mich interessieren. Als wäre der Krebs ansteckend oder als wäre ich plötzlich uninteressant. Manchmal wiegt das schwer, doch dann kommt wieder ein lachendes Gesicht vorbei und leistet mir ein Stündchen Gesellschaft. So ist das wohl im Leben, das höre ich auch immer wieder im Wartezimmer der Klinik: In Notzeiten lernt man die wahren Freunde kennen. Da kann man sich

vorher noch so sicher gewesen sein, dass man sich tausend Jahre kennt und vertraut – irgendwann ist es überraschenderweise doch vorbei.
Aber die anderen sind da:
Anke möchte per SMS einen „Gesundheitsstatus", Ilona kommt vorbei – ich weiß nicht, ob ich das so souverän könnte, wie die das alle handhaben.
Nach wie vor ist aber am heilsamsten, Annika an meiner Seite zu haben. Ihre Anrufe, unser Lachen – wenn sie bei mir ist, fühle ich mich rundum sicher und geschützt.

***

Meine Großeltern haben an diesem Wochenende Geburtstag, und mein Opa sagt am Telefon: „Bleib mir gesund."

O Mann. Wenn die wüssten. Ich hoffe, sie verzeihen mir, dass ich noch immer nichts verraten habe, aber ich möchte, dass sie schön in Ruhe und fröhlich feiern, und darum habe ich noch niemandem etwas gesagt, sogar gelogen, dass ich arbeiten müsste. Das ist, anders als geplant, leider nicht möglich. Die letzten Male war ich an Wochenenden im Festspielhaus eingeplant, musste aber absagen bzw. habe mein Amoleinchen gebeten, für mich einzuspringen. Meine Leukozyten waren zu niedrig, und ich kann nicht mehr lange sitzen. Auch wenn es nur vier Stunden wären, könnte ich es nicht durchstehen: Die Müdigkeit und die Ansteckungsgefahr sind zu groß. Mir fehlt die Arbeit sehr, aber ich sehe ein, dass es nicht anders geht.

Umso schöner, dass sie mir dort das Gefühl geben, noch dazuzugehören und jederzeit wieder zurückkommen zu dürfen.

***

„Aber du bist doch trotzdem meine Schess!"

Ich esse zuwenig, meint der Apotheker am Telefon. Dass mir Genießer das noch mal einer sagt, ist ja toll. Er schickt mir per Boten die Kaliumbrausetabletten, die ich laut Anruf aus der Klinik brauche, ohne Rezept, das darf ich nachreichen - ich bin ihm dankbar ohne Ende.

***

Am Morgen des achten Tages ist mein Blutdruck erneut im Keller, mir ist total übel, und Schwester Mary hat mir vorsichtshalber eine Kotztüte gegeben, als ich wie sonst was in dem Stuhl hänge. Ich kenne das ja schon vom letzten Mal, und ich weiß, dass ich nur noch diesen Zyklus überstehen muss, dann wird's besser.

Das andere Mittel, das ich im dritten und vierten Zyklus bekommen werde, soll weniger schlimm sein.
Später geht es mir wieder ganz gut, ich darf während der Infusion liegen, muss aber von anderen Patienten isoliert werden, weil die Leukozyten so weit abgesunken sind, dass ich mir leicht eine Infektion holen könnte.
Schwester Mary sagt, ich soll gleich nach der Infusion nach Hause, Besuch abbestellen und „nix Küssen und so".
Toll. Annika ist schon auf dem Weg zur Klinik, um mich abzuholen. Ich brauche sie für meine Seele, für mein Lachen, ich möchte sie einfach hier bei mir haben.

Mein Doc ist weit und breit nicht zu sehen, und ich bin müde, will einfach nur nach Hause – mit Annika. Also frage ich ihn nicht, sondern trage von heute bis Freitag auf jeden Fall Mundschutz, Tag und Nacht.
Dann wird ein neues Blutbild gemacht und wir sehen weiter.
Aber Annika kommt!

***

Es tut einfach gut, dass meine Beste da ist! Diana besucht uns und bringt ein ganzes Wasserflaschenlager mit.
Annika hilft ihr beim Tragen, ich schaffe es nicht, ihnen zu helfen, weil ich zu schwach bin. Die Armen!
Keuchen in den dritten Stock hoch, und

als sie fertig sind, steht mein Flur voll mit zweiundvierzig Anderthalb-Liter Flaschen! Wir müssen alle drei lachen, weil es wirklich aussieht, als würde ich in der Wüste leben und hätte nun ein Wasserdepot!

***

An den Mundschutz gewöhne ich mich schnell und kann damit sogar schlafen. Nur wenn ich tagsüber die Brille anhabe, beschlägt sie, es ist echt warm unter dem Ding. Ich muss den Mundschutz darum auch regelmäßig wechseln. Diese Einwegdinger sind aber ganz praktisch.
Beim Kochen wird es dann doch zu warm, und ich frage Annika, ob es okay

ist, wenn ich das Kopftuch abnehme – eigentlich wollte ich niemandem meine Glatze zumuten. Sie meint, dass ich es doch wohl auch nicht nachts beim Schlafen angelassen hätte, und ich antworte: „Doch, wenn du es schlimm fändest, weil ich weiß, wie schrecklich ich aussehe, dann hätte ich das gemacht."

„Aber du bist doch trotzdem meine Schess!"

Ach, da geht mir das Herz auf! Und sie holt mir alles, springt auf, wenn ich Hunger habe, und ist einfach toll, einfach meine Beste!

***

Wir gehen raus in den Park, weil ich mal frische Luft durch meinen Mundschutz schnappen möchte und was anderes Grünes sehen will als nur den Baum vor meinem Fenster.
Ich fotografiere Annika für ihre Internetseite. Dass manche Leute komisch gucken, weil ich ein Kopftuch trage und durch den Mundschutz atme, ist mir egal. Ich bin im Park und happy! Mir ist noch nie zuvor aufgefallen, wie GRÜN es hier ist! Alle Grünfarbtöne, die es überhaupt gibt, scheinen hier zu explodieren. Wir bleiben viel länger als geplant, aber meiner Seele tut das sehr gut.

Am Abend macht sie das Essen, geht einkaufen, wir spielen Trivial Pursuit und lachen die ganze Zeit.
Letzte Woche hat mich der Fernseher genervt: So viel fernzusehen langweilte mich und die bunten Bilder störten irgendwie. Wegen meiner Rücken- und Armschmerzen konnte ich aber auch nicht gut lesen, weil ich das Buch nicht halten konnte. Diese Woche war es anders, der Fernseher ist mir ein guter Begleiter und ein Mittel gegen die Langeweile gewesen.
Als Annika und ich eines Abends beisammen sitzen und über meine Angst sprechen, einfach nicht mehr aufzuwachen, weil mein Herz vielleicht

irgendwann statt zu rasen aufhört zu schlagen, sage ich: „Wenn das dann mein letzter Tag war, was hab ich gemacht? Auf'm Sofa gesessen und Britt geguckt. Na toll!“ Ist doch wahr! Man vertrödelt sein Leben viel zu sehr. Aber wir lachen Tränen darüber. Total albern, herrlich!

***

Am Freitag werden wieder meine Blutwerte, vor allem die Anzahl der Leukozyten, gecheckt. Ich denke, ich als Seelenmensch würde durch das viele Lachen mit Annika und die schönen Tage diese Woche vielleicht bessere Werte haben, aber dann sind es doch wieder nur 200 Leukozyten, und ich

darf Samstag und Sonntag noch mal zum Blutabnehmen antanzen.
Mein Doc meint, ich sei mit den niedrigen Leukozyten zu Hause besser aufgehoben als in der Klinik, und da will ich auch gar nicht bleiben. Die Krebsstation ist alles andere als angenehm. Aber wenigstens ist so mein Spritzenproblem gelöst – ich bekomme ja wieder Neupogen, damit die Leukozytenbabys wieder schlüpfen, und Diana ist im Urlaub. Letzte Woche war eine Festspielhauskollegin so gut und hat mir die Spritzen verpasst, und nun kann ich in der Klinik darum bitten.

Sonntags ist es ruhig auf Station, und ich komme gleich dran, im Gegensatz zu Samstag. Dabei darf mein Taxifahrer immer nur eine Stunde warten, sonst kostet es extra.

Es klappt aber alles, das Blutabnehmen am Arm, die Spritze, und dann dackele ich runter ins Kliniklabor, Mundschutz um und die Blutröhrchen in der Hand, das Ohr mit einer Salbe eingerieben, damit es heiß wird und gut durchblutet. Mit dem Blut, das sie mir am Ohr entnehmen, kann man den Sauerstoffgehalt testen, wieso auch immer.

Die Frau im Labor ist total freundlich, wie auch die Schwester, die mich zwei

Stunden später anruft und mir sagt, dass es immer noch nur 200 Leukozyten sind. Ich soll, wenn ich Fieber bekomme, sofort in die Klinik fahren, notfalls auch nachts. Sie gibt mir die Telefonnummer der Station, und ich bin froh, dass ich jetzt wenigstens weiß, was ich am Wochenende tun kann, wenn was ist. Ich bin aber auch nicht auf die Idee gekommen, vorher mal entsprechend nachzufragen, ich Huhn! Irgendwie rede ich mir die ganze Zeit ein, dass alles gut geht und ich dieses Wochenend-Backup nicht brauche. Ich nehme dennoch vorsichtshalber Ferrum Phosphoricum, weil ich Angst vor einer Erkältung habe. Morgens ist mein Hals ganz trocken, und ich schlafe am Nachmittag, was für mich unüblich ist.

Annika hat mich massiert, darum sind die Rückenschmerzen weg. Sie jetzt allerdings auch, weil sie wieder zur Arbeit gefahren ist und dann zu Hause bei sich übernachtet.

***

„Alle Geschöpfe sind Gottes Familie" (Prophet Mohammed)

Die Geburtstage meiner Großeltern sind vorüber, und es ist absehbar, dass ich am Geburtstag meines kleinen Bruders nicht dabei sein kann. Also muss ich es der Familie nun sagen. Weil sie hunderte Kilometer weit weg

wohnen, muss das per Brief oder per Telefon geschehen.
Aber nachdem ich Helga einen Brief geschrieben hatte und sie sich nicht traute, am Abend, als sie ihn las, noch anzurufen, muss es wohl telefonisch sein, weil ich mir die Reaktionen schon vorstellen kann.
Zunächst rufe ich meine Tante an. Sie wird es meinen Großeltern persönlich sagen und nimmt mir damit eine Riesenlast von den Schultern.
Meinem Vater erzähle ich es zuerst, und er sagt es meiner Mutter, die mich später zurückruft. Wir telefonieren lange an diesem Tag, und ich bitte beide darum, dass sie mir lieber Fragen

stellen als im Internet zu gucken, da steht nämlich auch allerhand Mist.
Dass ich es meinen Eltern „das nächste Mal früher sagen muss“, kann ich nicht so sehen, zumal sie sich scheinbar wünschen, etwas bemerkt zu haben, denn sie „haben die ganze Zeit schon so etwas in der Richtung geahnt“, was nicht sein kann, denn wir hatten schon längere Zeit wenig Kontakt.
Die nächsten Telefongespräche mit meinen Eltern verlaufen ähnlich. Bei dem einen heißt es, ich sah an Weihnachten schlecht aus, beim nächsten, ich sah im März bei einer Kommunion gut aus, später höre ich genau das Gegenteil, und dann kommt

sogar noch die Frage, ob ich im März bei der Kommunion bereits eine Chemo bekommen hätte. Meine Haare seien so dünn geworden und meine Beine hätten Dellen gekriegt (Ich hatte immer weite Hosen an, kann man Cellulite jetzt durch Stoff sehen? Ach, ich hab ja gar keine Cellulite, nur Fett).
Meine Mutter meint, ich wäre bestimmt beleidigt gewesen, wenn man mich darauf angesprochen hätte, sie selbst würde keine Chemo machen, sondern was Homöopathisches nehmen, zum Heilpraktiker gehen, viel trinken und so weiter. Ich sage dazu nichts weiter, empfehle einfach nur den Patientenratgeber „Komplementäre

Verfahren" des Tumorzentrums Freiburg am Uni-Klinikum.
Wir haben nicht das beste Verhältnis, und ich bin froh, dass ich es meinem kleinen Bruder selbst erklären darf. Er reagiert ganz cool und lässt mich ausreden.
Mein anderer, erwachsener Bruder ruft mich ebenfalls an und ist tief betroffen, weint. Wir reden normalerweise nicht viel miteinander, es gibt sonst eigentlich keinen Kontakt.
Ich sage ihm, dass man heutzutage nicht mehr an Krebs stirbt und er antwortet: „Ja, doch!"

Sehr aufbauend, die liebe Familie. Wir streiten uns, wenn wir uns sehen, und nun heult er herum. Alles klar.
Alles in allem wirkt es auf mich, als sei es für die Familie nicht so schlimm, dass ich Krebs habe, sondern sie bedauern sich selbst, dass ich ihnen so viel Stress mache. So ähnlich ist zumindest der Wortlaut meines Bruders. Rückblickend kann ich nur bestätigen: Man muss sich schützen in so einer Lebensphase und es vielleicht sogar möglichst wenigen Leuten sagen. Wenn es dann gar nicht mehr anders geht, wegen Terminen, wegen des veränderten Aussehens, dann ist das immer noch eine andere Sache.

Später nicke ich auch Leuten gegenüber bloß, die fragen, ob ich eine neue Frisur habe. In einer Kleinstadt spricht sich so etwas zwar auch herum, sodass es einige mehr wussten als ich dachte, aber so reicht es dann auch.

Dass ich meinem kleinen Bruder nun nicht nah sein, an seinem Geburtstag nicht da sein kann, das ist wirklich schwer für mich und tut mir leid. Er ist schon all die Jahre mein helles Licht.

***

Mit meinen Großeltern telefoniere ich am nächsten Tag. Sie fragen, ob ich gut aufgefangen worden sei von meinen Freundinnen, erkundigen sich, wie alles genau verläuft, sind beruhigt, als sie hören, wie gut ich die ganze Therapie vertrage. Sie stellen einfach die richtigen Fragen und sind ganz ruhig. Ich glaube auch, dass sie beruhigter sind, nachdem sie mich recht munter gehört haben. Dann notieren sie sich meine Kontonummer, ich protestiere, doch sie wollen, dass ich mir etwas kaufe, was mir Freude macht, statt mir ein Päckchen mit Dingen zu schicken, die ich nicht brauche. Dabei haben sie immer voll ins Schwarze getroffen mit ihren Päckchen …

Als hätten sie und meine Tante etwas geahnt, habe ich das letzte Päckchen am zweiten Tag meiner ersten Chemo bekommen.

Ich finde so etwas voll lieb. Wir schicken uns ab und zu mal etwas, von dem wir denken, dass es dem anderen gefällt.

***

Hurra, ich habe Knochenschmerzen! Willkommen, meine Leukozytenbabies! Ich kann zwar in dieser Nacht nur wenig schlafen, aber ich weiß, dass es nun aufwärts geht.
Trotzdem muss ich weiter Neupogen spritzen. Meine Festspielhauskollegin ist nicht da, Diana im Urlaub, ich rufe also beim Kinderarzt im Haus nebenan an und frage, ob sie eventuell eine Ausnahme machen und mir die Spritze geben können, denn als ich es selbst

versuche, kann ich die Spritze einfach nicht auf meinen Bauch zubewegen. Es geht einfach nicht.

Ich bin sehr froh, als sie ja sagen. Der Arzt meint, das sei doch selbstverständlich.

Mit Mundschutz laufe ich ´rüber, darf gleich in einen von den Kindern abgetrennten Raum, damit ich mir nichts einfange, und mein Versichertenkärtchen brauchen sie für die Dokumentation. Okay, es geht nicht unbürokratisch, aber mir ist das wurscht, ich bin einfach nur dankbar!

***

Immer wenn die Leukozyten wachsen, habe ich Heißhunger auf Suppe mit Markklößchen, und immer grinse ich darüber, dass ich Knochenmark essen mag, während mein eigenes auf Hochtouren Blutkörperchen produziert.
Nachts habe ich Hunger auf Nutellabrot, und als ich in den Kühlschrank gucke, sehe ich ein Glas mit Gewürzgurken, das mir Alex geschenkt hat, bevor sie nach Mallorca gegangen sind. Ich stelle mir plötzlich vor, dass Nutellabrot und Gewürzgurken *das* Festessen überhaupt sind, ganz schön eklig, aber lecker!

Naja, bin ja auch mit Leukozytenbabys schwanger.

***

Am nächsten Tag habe ich 19.000 Leukozyten, mein Lieblingsdoc, der Allerbeste, ist hochzufrieden mit meinen Blutwerten. Er verschreibt mir allerdings Eisen wegen der roten Blutkörperchen, sagt, ich dürfe immer raus, und das mit dem Mundschutz, als Annika da war, das hielte doch kein Mensch so lange aus! Ich soll nicht auf das hören, was die Schwestern sagen. Die Schwester meinte neulich zu mir: „Hören Sie nicht immer auf das, was der Doktor sagt!“

Hm … Ich bin jedenfalls froh, dass ich Annika nicht wieder weggeschickt habe.
Später gehe ich noch zum Sozialdienst der Klinik, um ein Formular des Krebshilfe-Härtefonds unterzeichnen und stempeln zu lassen. Man bekommt einmalig Hilfe in Form einer Überweisung, wenn man wenig Geld zum Leben hat. Ich werde es im nächsten Jahr zurückzahlen, als Spende an den Härtefonds, wenn ich wieder einen Job habe und Geld verdiene.

Leukozyten
Leukozyten oder weiße Blutkörperchen sind Zellen, die sich im Blut, im

Lymphgewebe und im Knochenmark des Menschen finden. Sie haben wichtige Aufgaben in der Immunabwehr, also in der Abwehr von Krankheitserregern und fremden Stoffen im Körper. Leukozyten werden im Knochenmark gebildet. Wenn, beispielsweise durch eine Chemotherapie, Leukozyten zerstört werden, beeinträchtigt das die Immunabwehr erheblich: die Anfälligkeit für Infektionen steigt. Um die Phase der Schwächung möglichst kurz zu halten, werden Patienten in der Chemotherapie mit Mitteln versorgt, die die Bildung neuer Leukozyten anregen.

13

Woche 5 und 6 – Mitte August: Knochenschmerzen, ein gestohlener Engel und Eisenmangel • Wieder die Familie • Ende August, Woche 7: Zum ersten Mal Kundin der Baden-Badener Tafel und endlich wieder Kino – mit ein wenig Gefühl von Leben und Atmen • Wenn die Schokolade nicht mehr schmeckt • Woche 8: Beginn des 3. Zyklus, das erste Mal mit dem Mittel ABVD - nur Infusionen, keine Chemotabletten • Meine erneute Hochachtung vor der Forschung

„Mir ist egal, wann ich sterbe."

Mein Lieblingstaxifahrer bringt Zeitschriften mit, als er mich von der Klinik abholt und nach Hause fährt. Total nett ist er wieder. Er philosophiert immer ganz viel und sagt heute zu mir: „Mir ist egal, wann ich sterbe, Hauptsache, ich hatte ein gutes Leben." Ganz schön weise, wie ich finde.

***

Später ruft Sabine an. Wir reden über Alltägliches und dies und das. Sie beantwortet viele meiner nicht mal gestellten Fragen und macht meine Welt viel einfacher.

Ich erzähle, dass mich ihr wirklich tolles Buch *Der gestohlene Engel* mit dem Krebs einer der Frauen darin beim Lesen sehr berührt hat und dass auch diese Geschichte ein Grund für mich war, zu sagen: „Ich kämpfe, ich lasse mich nicht hängen."

Klar hatte die Frau darin einen viel schlimmeren Krebs als ich, und ohne den wäre die ganze Story nichts, aber trotzdem hat mich aufgeregt, dass sie sich gleich damit abfindet.

Sabines Romane und Krimis begleiten mich jetzt schon einige Jahre. Ich liebe jedes einzelne Buch, aber keines hat mich so sehr berührt wie dieses.

Vielleicht, weil ich es gelesen habe, als der Krebs in mir schon wuchs.

***

Eine meiner Tanten ruft an. Sie ist erstaunt, habe ich den Eindruck, dass ich so locker mit all dem umgehe. Sie möchte, dass ich einfach mal erzähle, und wir reden ein Weilchen. Das ist ungewohnt, ich kann mich nicht erinnern, wann wir das letzte Mal telefoniert haben, vielleicht sogar noch nie. Ich mochte sie schon immer, und ein Familienfest ohne sie und meinen Onkel kann ich mir gar nicht vorstellen. Die beiden sind unheimlich sanfte Menschen, in deren Nähe ich mich schon als Kind sehr wohlgefühlt habe.

***

Später meldet sich meine Mutter.
Warum man nicht alles wegoperiert hat?
Weil man nicht das halbe Lymphsystem wegschnippeln kann.
Ich soll eine Reha machen.
Naja, erstmal muss ich sehen, dass ich die Chemo- und Strahlentherapie rumkriege und wenn ich dann noch Lust auf Klinik habe, denke ich darüber nach. Aber nicht jetzt, gut vier Monate vorher.
Ich versuche, milde zu sein, sie macht sich halt Sorgen und will helfen, aber als sie mir dann noch völlig unsinnige

Globuli nennt, die ich als Medikamente für andere Krankheitsbilder kenne, fällt mir das schon schwer.

***

Helga ruft an.

Mit ihr ist es wie immer ganz einfach und wunderschön. Ich glaube, wir verstehen uns immer schon blind – und das, obwohl wir uns schon Jahre nicht mehr gesehen haben. Und dann muss ich lachen: Blind – nicht gesehen – hahaha!

***

An manchen Tagen telefoniere ich fast sechs, sieben Stunden, weil mich so viele Leute anrufen. Manche nur kurz, aber dann ist schon der nächste gute

Mensch an meinem Ohr. Und das tut ganz schön gut.

Meine Knochen knacken.

Alles Mögliche -

Jess: „Schokolade und ich - wir sind wie gute Freunde,

mir kann doch wohl nicht schlecht werden davon!“

Annika: „Ja, aber gute Freunde findet man doch auch manchmal zum Kotzen!“ *lach*

Endlich wieder in der Stadt! Ich betrachte den Trubel, die vielen Menschen dort, so ganz anders als früher. Ich freue mich zum Beispiel, einfach nur einen Film beim

Drogeriemarkt abgeben zu können oder mit Leuten zu reden. Also nicht lange, bloß das übliche Verkaufsgedöns.

Die Sicht auf viele Dinge verändert sich. Ich bin glücklich, wenn ich niemanden zum Einkaufen schicken muss, weil ich mich selbst hinausbewegen kann. Und ich freue mich, frische Luft zu atmen. Nach wie vor habe ich Probleme mit dem Atmen, morgens nach dem Aufstehen setze ich mich bei meiner Meeresrauschen-CD hin, atme, höre zu, atme weiter, lese Dalai-Lama-Mantras und merke, dass meine Lunge ihre Zeit braucht. Auch beim Treppensteigen und Laufen spüre ich einen Druck auf der Lunge, aber irgendwie wird es doch von Tag zu Tag besser.

Darum kann ich heute auch zum ersten Mal zur Tafel zum Einkaufen gehen. In den letzten Wochen war das schwierig, ich war zu müde, konnte nicht lange in einer Warteschlange stehen, und den Weg ans andere Ende meiner kleinen geliebten Stadt schaffte ich nicht.

Heute lerne ich eine neue Welt kennen: Fünfzehn Teile darf man pro Person dort einkaufen, sehr viel günstiger als im Supermarkt. Gemüse, Brot – alles da! Ich freue mich total, auch wenn man eine Stunde Schlange stehen und warten muss.

Birgit hat mir Blumen-Gutscheine geschickt, die ich auf dem Rückweg einlöse. Blumen kaufen, sich einfach etwas Schönes aussuchen für die Zeit, in der man dann wieder in seinen vier Wänden hockt und nicht raus in die Natur kann – einfach wunderbar!

Am Abend habe ich wieder Schmerzen in den Armen, im Rücken und Nacken, aber nicht so schlimm wie die letzten Male. Außerdem weiß ich ja: Mein Körper regeneriert sich, bildet Leukozyten, und es wird alles gut. Wird es vielleicht doch nicht? Von Schokolade wird mir schlecht! Sabine hat mir welche geschickt, die ich normalerweise total liebe, bio und superlecker. Aber okay, Schokolade muss man ja nicht unbedingt essen.

***

Meine Eltern rufen mittlerweile täglich an, und als ich sie bitte, das nicht mehr zu tun, spüre ich Verstimmung.
Allerdings ist es meiner Mutter egal, ob ich gerade Besuch habe oder dass ich bitte, nur zu bestimmten Zeiten anzurufen, weil ich ja so durcheinander schlafe. Was soll man da noch groß sagen?
Ich hätte einfach gerne normale Eltern.
Aber das sagen bestimmt viele Kinder.

***

Eine weitere Mailbekannte berichtet mir von ihrem schon Jahre zurückliegenden Krebs. Sie hat alles in einem Märchen verarbeitet. Krass, sie auch?!

***

Viele Leute geben mir ihre Telefonnummer in diesen Wochen oder sagen, ich dürfe jederzeit anrufen. Das hilft mir sehr, auch wenn ich es nicht in Anspruch nehme, weil ich nicht stören will oder nicht weiß, was ich überhaupt sagen soll. Jammern liegt mir einfach nicht. Aber irgendwie kümmern sich alle so um mich, und das ist einfach etwas, das mir den Rücken stärkt – ich bin nicht allein. Das Wissen, jemand anrufen zu dürfen, wenn man es braucht, genügt schon, um sich sicherer zu fühlen.

In den Nächten bin ich nach wie vor unheimlich einsam. Man denkt, die ganze Welt schläft. Dabei ist das gar nicht wahr, und ich weiß es, Jean hat es ja auch bestätigt. Trotzdem bleibt dieses schlechte Gefühl. Eine alte Freundin meldet sich in diesen Wochen immer öfter, sie ist die einzige von den alten Freunden vor Ort – und sie arbeitet nachts, und plötzlich ist da um 3 Uhr morgens ein SMS-Gespräch und in mir macht sich plötzlich das gute Gefühl breit, dass ich Tag und Nacht nicht alleine bin.

Sobald es hell wird, sind die Nachtgedanken nicht mehr wichtig. Denn dann ist der Tag da und mit ihm Menschen, die mich beruhigen und glücklich machen durch ihre bloße Anwesenheit oder die Anwesenheit ihrer Stimmen am Telefon oder Buchstaben in Mails.

***

Mit Diana im Kino. „Mamma Mia" mit einer wunderschönen Meryl Streep. Der reine Sommerfilm, lustig, traurig und vor allem die tolle Musik von ABBA. Und das Glücksgefühl, dass ich dasitze, unter all den Menschen, schmerzfrei, wach, ohne Angst, zu wenig Leukozyten zu haben –

LEBENDIG. Mamma Mia, bin ich lebendig!

***

Eine Frau mit Kopftuch, wahrscheinlich Türkin, grüßt mich am Bahnhof freundlich, und ich freue mich und grüße zurück. Ich fahre zu Annika, nur zwei Tage, aber es ist wie Urlaub, Sommer auf dem Balkon, Spiele spielen, was kochen (in der Hoffnung, dass es schmeckt und mir nicht schlecht wird) und dann wieder nach Hause, zur nächsten Chemotherapie.
Ich möchte nächste Woche wieder zu Annika fahren, weil sie Geburtstag hat. Ich werde dann zwar im dritten Zyklus sein, aber man soll das Mittel besser

vertragen, und außerdem fallen die Leukozyten hierbei nicht so doll ab, ich kann also raus, unter Leute, Zug fahren.

***

„Nobelpreis für ihre wegweisenden Entdeckungen
wichtiger biochemischer Prinzipien der Arzneimitteltherapie …"

Ich bin total fasziniert, wie lange die Menschen den Krebs schon bekämpfen und wie weit uns die Forschung gebracht hat. Gertrude Belle Elion zum Beispiel beschloss schon als kleines Mädchen, dass sie eines Tages den Krebs erforschen würde – weil ihr Großvater an Magenkrebs gestorben war. Obwohl es damals nicht unbedingt üblich war, dass ein Mädchen eine solche Ausbildung erhielt, studierte sie. Trotz Geldmangels zog sie das komplett durch, arbeitete zunächst als Lehrerin und ging dann in die Forschung. Sie meldete mehrere Patente an, fand Medikamente gegen Krebs, Herpes und Malaria und bekam 1988 den Nobelpreis. Einfach unglaublich, was die Frau geschafft hat. Das geht mir heute durch den Kopf, als mir ein Mittel vorgestellt wird, das ich noch nicht kenne: Neben mehreren bekannt aussehenden Chemo-Beuteln bekomme ich ein Mittel, das lichtgeschützt verpackt ist. Sogar der

Schlauch ist nicht durchsichtig, sondern sieht aus wie ein Stromkabel. Schwester Mary spannt ihn in ein Gerät ein, das piepsen soll, wenn das Mittel durchgelaufen ist. Bis dahin klackt es regelmäßig. Ich ziehe mir lieber Musik auf die Ohren und versuche ein wenig zu dösen. Ich bin froh, es läuft alles wider Erwarten super, schnell und schmerzlos in den Arm hinein, ohne Brennen, ohne Drücken. In letzter Zeit taten mir die Venen und Arme immer so schrecklich weh, und manche Zugänge, die sie mir legten, mussten neu gestochen werden. Zeitweise habe ich so blaugepunktete Arme, dass ich lieber nicht im T-Shirt herumlaufe.

Heute ist alles gut, sogar das lichtempfindliche Mittel sprudelt nur so rein, und obwohl es die Venen reizen soll, spüre ich es kaum.
Die Nebenwirkungen bei ABVD sind tatsächlich ganz anders als in den vorhergegangenen BEACOPP-Zyklen. Ich werde tierisch müde, habe aber keine Kopfschmerzen, was sehr angenehm ist. Ich kann mich sogar vom Taxifahrer in der Stadt absetzen lassen und mir noch Eisensaft im Drogeriemarkt kaufen. Ich habe Eisenmangel trotz (okay, und wegen) der Medikamente, und das Hämoglobin ist auch im Keller. Mein Doc sagt, ich muss ab einem

bestimmten Wert eine Bluttransfusion bekommen. Ich will aber keine, also wird nun Eisen reingekippt, dass ich aufpassen muss, nicht in den Regen zu kommen, damit ich nicht anfange zu rosten.

Zu Hause angekommen, bin ich plötzlich müde. Ich schlafe auf der Couch ein, sehe danach fern, höre Musik, bewege mich kaum. Es tut gut, so dämmernd dazuliegen.

Annika ruft an, das tut auch gut. Ich gehe ihr noch immer nicht auf die Nerven, erstaunlich, denn ich finde es mit mir und all den Klinikgeschichten alles andere als einfach. Dabei habe ich heute zwei echt nette Storys zu erzählen. Die eine Schwester in der Klinik meinte, ich sei ja eine von den Netten. Mein Doc grinste dazu: „Das will was heißen!“

Die Apothekerin aus der Apotheke neben der Klinik weiß noch meinen Namen vom letzten Mal. Als ich überrascht bin, lacht sie: „Na, wenn jemand so fröhlich und strahlend hereinkommt, obwohl er so krank ist, das merkt man sich!“

Ich freue mich riesig über das Lob. Aber gut, oft fühle ich mich ja auch eigentlich gar nicht krank. Okay, durch die Chemo manchmal, aber den Krebs bemerke ich ja überhaupt nicht.

Tag 2 mit ABVD:

Ich spüre heute NICHTS von der Chemo. Habe sogar Steak eingekauft, wegen des Eisenmangels.

Dann kann ich meine Mails beantworten und eine Rezension schreiben. Okay, ich bin müde, aber das war ich schon vorher gewohnt.

Am Abend ist mir leicht übel, aber wohl eher, weil ich kein stilles Wsser mehr trinken mag.

So kann´s von mir aus weitergehen!

Super!

Tag 3 mit ABVD:

Heute merke ich´s dann. Vom einen auf den anderen Moment. Nach dem Aufstehen denke ich noch, ich könnte bis zum Festspielhaus spazieren. Schon eine Stunde später, nach Dusche und Frühstück, bekomme ich weiche Knie, Schwindel, bin müde und lege mich wieder ins Bett, wo ich augenblicklich einschlafe. Immer dieses Etappenschlafen, das nervt, weil ich kurz nach dem Aufwachen immer so durcheinander bin.

Schlimm ist auch die Übelkeit, die in Wirklichkeit Hunger ist. Ich bemerke das nur immer zu spät.

Eines habe ich gelernt durch diese Wochen: Es muss immer alles sofort erledigt werden. Schlafen, essen, die Wohnung staubsaugen. Sonst hat man keine Kraft mehr, oder die Übelkeit kriecht hoch.

Genau in mich reinhorchen, fühlen und sofort handeln. Nichts ist wichtiger.

***

Tag 4 mit ABVD:

Übelkeit, Kopf-, Zahn- und
Gliederschmerzen.

Von wegen, ABVD kann man besser
vertragen. Es haut mich
komplett um. Ich kann nicht
viel tun, schlafe, esse, lese, sehe
fern, schlafe wieder.

Sabine baut mich auf: „Du schaffst das!"

Die Gute. Von ihr kommt wieder ein Päckchen, unter anderem mit Bio-Schoko-Reiswaffeln. Von der Schokolade darauf wird mir nicht schlecht, im Gegenteil: Die Waffeln sind das einzige, was ich essen mag, und bringen mich über den Tag.

Tag 6 mit ABVD: Annikas Geburtstag.

Ohne mich. Ich kann nicht raus, fühle mich schwach. Mir ist schlecht, Schulter und Kopf tun weh, und ich bin traurig, dass ich nicht bei ihr sein kann. Besser gesagt, ich rege mich furchtbar darüber auf, dass ich so schwach und voller Schmerzen bin und genau weiß, in ein paar lumpigen Tagen ist wieder alles wie weggeblasen. Dass Zusammenreißen nicht hilft, dass es einfach nicht geht und ich an meine Grenzen stoße, ärgert mich ungemein.

Die Esserei nervt, dabei war ich anfangs so happy, dass bei ABVD die doofen Chemo-Kapseln wegfallen und ich alles essen darf, auch Brot, Fleisch und Fisch. Wenn ich im einen Moment Appetit auf etwas habe, kann ich es im nächsten schon eklig finden. Also ist das mit dem Kochen auch ein Problem – ich möchte etwas essen, beginne zu kochen und muss es dann stehen lassen. Wenn ich Glück habe, kann ich es ein paar Stunden später mit Genuss essen.
Es kann aber auch vorkommen, dass ich es plötzlich während des Essens eklig finde: Die letzten Löffel Suppe kriege ich nicht mehr runter, obwohl die ersten wie ein Festessen

schmeckten. Komische Welt. Komische Jess.

Ilona kommt mit Jasper vorbei, sie sind so fröhlich, Glück pur!

14

Woche 10: Eine aufgeschobene Chemodosis wegen zu geringer Leukozyten • Immer noch Eisenmangel • Angst vor einer Bluttransfusion • Langsam beginnt der Herbst • Ich entdecke das Malen wieder • Woche 11: endlich die aufgeschobene Chemodosis ABVD und damit Ende des dritten Zyklus • Menschen, die stützen, Menschen, die nerven • Ein Geschenk von mir für mich

Ich: „Wie trinkt man Rote-Bete-Saft?"

Festspielhaus-Steffi: „Mitm Mund!"

Von Tag zu Tag wird es besser.

Annika sagt, ich sei ganz stark. Ich komme mir voll fertig vor, der totale Jammerlappen, fühle mich schwach und habe unsägliche Schmerzen in Brust und Rücken und einen trockenen Hals.

Ich spüle mehrmals täglich den Mund mit Salbeitee und trinke jede Menge Fencheltee und Wasser.

Endlich bin ich bei Annika, und alles in mir beruhigt sich, ist fast gut. Aber wenn wir wieder getrennt sind, jede allein in ihrer Wohnung und in ihrem Teilzeitleben, könnte ich nur heulen. Sie fehlt mir so, und ich bin in den Nächten nach wie vor schrecklich einsam und schrecklich wach, obwohl ich so müde und schwach bin.

Es ist fast so, als ob ich nur „ganz" bin und ruhig schlafen kann, wenn sie bei mir ist. Früher war das anders. Wehe, jemand störte meinen Schlaf durch seine bloße Anwesenheit!

Ich bin gar nicht tapfer oder so. Annika macht mich stark. Die Gewissheit, nicht allein zu sein, lässt mich durchhalten. Annika und meine Freunde sind einfach große Geschenke, Lottogewinne in meinem Leben.

***

Der Eisenmangel wird und wird nicht besser. Ilona hat mir Rote-Bete-Saft, Nüsse und Smoothies gekauft. Der Rote-Bete-Saft schmeckt mega–eklig, und ich überlege, ob man ihn irgendwie würzen muss oder so. Als Steffi aus dem Festspielhaus anruft, frage ich sie, aber sie hat auch keine Idee.

Weil ich Angst vor einer Bluttransfusion habe, halte ich mir die Nase zu und stürze das Zeug runter. Grässlich!

***

Ich will am Telefon vom Doc wissen, ob ich am Mittwoch nach der nächsten Infusion dann endlich fertig bin, aber er antwortet: „Leider nein“.

Ächz.

Der Zyklus beinhaltet zwei Infusionen, und der nächste, der hoffentlich letzte Zyklus beginnt erst in drei Wochen. Das hatten wir vorher so nicht besprochen, vielleicht habe ich aber auch alles falsch verstanden. Ich kämpfe mit den Tränen, das ist echt die grässlichste Woche seit der Diagnose. Und er sagt völlig überzeugt: „Sie schaffen das!"

Trotzdem hab ich Heuleritis, bin ungeduldig. Auch wenn ich jetzt weiß: Noch etwa sechs Wochen Chemo und dann ist´s wahrscheinlich gut.

Jess: „Du siehst gut aus mit den

Haaren!“

Annika: „Du siehst gut aus ohne

Haare!“

brüllvorlachen

Ich frage meinen Doc, ob ich vielleicht wieder Neupogen spritzen lassen soll, aber er sagt nein. Bei ABVD gibt man das nicht, bei ABVD fallen die Leukozyten nicht so sehr ab.

Eine Woche später sagt er mir, er kann die Chemo nicht bestellen, das Blutbild ist zu schlecht.

Manno! Dafür bin ich früher von Annika weggefahren, ich hätte locker noch ein paar Tage bei ihr bleiben können. Es war wie Urlaub dort.

Es sei ganz erstaunlich, meint mein Doc, dass ich BEACOPP offenbar besser vertragen habe als das ABVD.
Ich darf wieder gehen, doch anstatt nach Hause zu fahren, keimfrei sozusagen, mit Taxi, und keinen Menschen an mich ranzulassen, weil ich ja zu wenig Leukozyten habe, gehe ich trotzig erstmal frühstücken. Im größten Einkaufszentrum der Stadt, das um diese Zeit noch Happy-Hour-Frühstück anbietet und viele geschlossene Läden hat. Vernunft hin oder her, ich komme mir ein bisschen vor wie ein Schulschwänzer. Cooles Gefühl!
Das Frühstück ist lecker; wenn ich langsam mache, kann ich wunderbar

durchs Einkaufszentrum schlendern und so tun, als ob ich gesund wäre. Und niemand vermisst mich, weil alle denken, ich sei noch in der Klinik. Schließlich habe ich noch den ganzen Tag vor mir, kaufe Leinwand und zwei neue Tuben Farbe, weil Blau und Rot ständig leer sind, und beschließe, mit der Bahn nach Hause zu fahren wie ein ganz normaler Mensch. Ich spiele Normalität. Zu Hause angekommen, bin ich zwar ziemlich geschafft, aber nicht so sehr, dass ich den Ausflug bereuen würde.

Die gewonnene Zeit samt Kraft nutze ich, um zu malen. Auf der neuen Leinwand ist viel Platz, und die neuen

Farben sind genau die Richtigen für einen solchen Tag.
Das Malen habe ich vor ein paar Wochen wiederentdeckt. Es hilft mir in diesen Zeiten ungemein. Vor allem in den frühen Morgenstunden.

***

Ich treffe eine Nachbarin, mit der ich noch nie mehr als ein paar Worte gewechselt habe, nur immer „Guten Tag“ und so. Wir sprechen über Krebs, ihr Mann hatte vor ein paar Monaten Magenkrebs, ist operiert, alles scheint wieder gut.
„Jemand mit so einem Lebensmut, so einer Ausstrahlung wie Sie sie haben,

der muss das schaffen!" Sie kennt mich nicht mal und sagt so was Nettes. Wann immer wir uns von nun an zufällig sehen, halten wir ein kleines Schwätzchen, und immer bekräftigt sie, dass ich gut aussehe und dass sie froh ist, dass ich so strahle.

„Ich denke so oft an Sie!", freut sie sich, und immer zeigt sie sich beeindruckt von meiner Einstellung. Im Gegenzug hat sie meine ganze Hochachtung, weil sie ihrem Mann so eine Stütze ist. Angehöriger zu sein ist bestimmt unsagbar schwer.

***

Mein mit dünnem hellblondem Flaum bedeckter, aber ansonsten nackter Kopf fühlt sich kalt an, vor allem nachts. Weil die Tücher ab und zu in die Stirn hängen und nerven, trage ich zu Hause einen Sonnenhut. Nachts ziehe ich nun immer eine Mütze an, weil ich sogar frierend aufwache.

***

Wo ich bin will ich nicht bleiben

alleine will ich nicht sein

mit Menschen will ich nicht sein

Bin müde

will nicht schlafen

Ich will leben. Eben. (Jess)

Ich will gar nicht schlafen gehen. Es wird dann nur zu schnell Morgen und das heißt: Neue Chemo. KEINE LUST!

Als mein Lieblingsdoc mich fragt, wie es mir geht, versuche ich, einen Blick auf´s Blutbild zu erhaschen: „Das sagen Sie mir doch jetzt bestimmt."
„Ich behandle ja kein Blutbild, sondern Patienten."
Gute Antwort.
4900 Leukozyten, die Chemo kann in mich reingekippt werden. Zu Hause schlafe ich erst mal. Nach dem Aufwachen spüre ich meine Lunge wieder, sie tut weh, und ich hoffe, dass das wieder vergeht, denn diese Mittel scheinen irgendwie alles anzugreifen. Ich setze mich hin und atme bewusst, ein und aus, so tief und so lange wie möglich. Der Druck geht nicht weg,

aber zu spüren, wie die Luft in meinen Körper strömt und ihn wieder verlässt, ist einmalig.

Ilona ruft an. Nach wie vor nimmt der Krebs viel Raum ein, aber wir haben auch Zeit für andere Dinge, das tut gut und lenkt ab.

Meine Mutter hingegen erzählt am Telefon von Zahnschmerzen und sagt, sie habe sich schon gedacht, dass ich zu schlapp sei, um sie zu besuchen. Ich hatte in Erwägung gezogen, dass wir den Geburtstag meines kleinen Bruders nachfeiern könnten. Weil jetzt aber die Chemo verschoben wurde, habe ich gerade nicht so gute Tage.

Leichtsinnigerweise hatte ich die

Überlegung, in meine Heimatstadt zu fahren, laut geäußert, sodass ich nun wieder ein schlechtes Gewissen habe.

***

Am Abend will ich nicht ins Bett. Ich kriege schwer Luft und habe wieder diese Angst, nicht mehr aufzuwachen. Am nächsten Abend ist es dasselbe. Ich habe allmählich Angst, dass ich nun nie mehr fröhlich schlafen gehen kann, weil immer diese Bedenken da sein könnten, nicht mehr aufzuwachen.
Überhaupt bin ich gerade wieder in schlechter Stimmung. Diana hat mich besucht, und obwohl sie mich ablenkt und wir uns wie immer lange und viel unterhalten, merke ich, dass ich gerade

Menschen um mich ganz schlecht ertragen kann. Einer anderen Freundin habe ich schon vormittags abgesagt, aber Diana habe ich normalerweise uneingeschränkt gerne um mich. In diesen Tagen möchte ich allein sein, und wenn dann keiner da ist, ist es mir auch nicht recht.

Man ist einfach alleine mit den Schmerzen und den wirren Gedanken, auch wenn man Menschen um sich hat, weil man sich nicht erklären kann oder will.

Ilona, Omi und Sabine rufen regelmäßig an, und in dem Moment, in dem ich mich am einsamsten fühle, kommt eine SMS von Annika, das tut alles sooooo gut!

Ich brauche meine Menschen, das weiß ich genau. Sie sind für mich da. Wenn die Schmerzen und Ängste nicht wären, wäre ich glatt wunschlos glücklich. Ich bin ein reicher Mensch wegen der guten Kontakte, dessen bin ich mir bewusst, aber ich bin auch ein launischer Mensch, das macht die Chemo mit mir. Das will ich niemandem zumuten, und ich möchte meine Ruhe. Ich bin hin- und hergerissen.

***

Mein Doc meinte, wenn ich nicht mit ABVD sondern mit BEACOPP weitergemacht hätte, dann hätte ich es auch nicht so gut vertragen – mit der Zeit lasse der Körper halt nach, und die Nebenwirkungen würden krasser: „Sie wären der erste Patient, dem das alles nichts ausmacht. Das wäre ungewöhnlich; irgendwann muss man sich mal beschweren."

Beschweren, das kann er haben. Ich motze über die Schmerzen, die Müdigkeit, will, dass es aufhört, und frage mich, wie Menschen, die so viel mehr Chemo-Zyklen über sich ergehen lassen müssen, das schaffen.

Bei mir kommt hinzu, dass meine Mutter seufzt und die Chemotherapie „Scheiße" findet und ich nicht weiß, wie ich mich verhalten soll. Klar weiß ich viel, ich fühle mich mehr als gut informiert und stehe selbst total hinter der Krebsbehandlung. Wenn die Forschung ergeben hat, dass es hilft, kann sie doch nicht mit Globuli, Hustensaft oder Vitamin C daherkommen und mich heilen wollen! Außerdem vertraue ich meinem Doc blind, was natürlich damit zu tun hat, dass er mir sympathisch ist, aber er erklärt eben auch alles ganz genau. Welcher Arzt nimmt sich heutzutage noch so viel Zeit?

Dennoch gehen mir bei meiner Mutter langsam die Argumente aus. Meine Omi hat sich beispielsweise auf gesunde Art und Weise für alles interessiert, und ich habe ihr die Broschüren der Deutschen Krebshilfe geschickt. Meine Mutter ist eher hartnäckig und glaubt nur ihren Kräutern.

Mein Doc sagt, meine Mutter wolle mich doch sicher in zehn Jahren noch sehen. Bei Hodgkin heile die Chemotherapie tatsächlich, anders als bei manchen anderen Krebsarten, bei denen das Leben vielleicht um zwei oder drei Monate verlängert werden kann.

Gutes Argument!

***

Einen weiteren Tag später habe ich erhöhte Temperatur, 37,4 Grad, und ich hoffe, es steigt nicht weiter. Fühle mich mega-matschig, brauche die Antibrechtabletten, und die Arme beginnen wieder zu schmerzen.
Zwei Tage später ist der Höhepunkt erreicht: Mein Nacken ist steif, tut weh, und die Schultern schmerzen unsäglich. Nachts schlafe ich immer noch schlecht wegen der Angst, nicht mehr aufzuwachen. Ich weiß aber, dass das in der Tat der Gipfel ist - in drei Tagen wird es mir wieder besser gehen, und das macht mir Mut.

***

Vor einiger Zeit habe ich im Buchladen ein Astrid-Lindgren-Geschichtenbuch gekauft und bunt einpacken lassen. Als Geschenk. Als Geschenk für mich, wenn es mir schlecht geht oder ich eine krasse Woche überstanden habe, so wie jetzt. Ich packe es aus und freue mich, nach Bullerbü und in die Krachmacherstraße abtauchen zu können.

15

Woche 12: Es geht aufwärts – ein bisschen Gefühl von Leben

"Super-Blutwerte" • Ich bin gern allein • New Pop Festival ohne mich • Lust auf Farbe • Woche 12, Ende September: Beginn des letzten Chemozyklus mit ABVD, Armschmerzen und der Hoffnung, dass es bald vorbei ist • Berechtigte Hoffnung auf ein Leben „danach" – mit neuem Job!

"Man hat nur dieses eine Leben."

Ilona lässt nachts ihr Handy an, falls ich Fieber kriege und in die Klinik muss, weil ich schon die ganze Woche mit der Temperatur kämpfe. Ich kann so viel ruhiger einschlafen und bin insgesamt sehr ruhig. Ich fühle mich mit diesen Freunden, die sich so sehr kümmern, einfach geborgen und gut aufgehoben. Amo und Jean haben gemailt, und Sabine ruft oft an. Diana, Ilona und Annika sind da, und meine lieben Mailer. Ansonsten hat die allgemeine Zuwendung stark nachgelassen. Ich weiß, dass es daran liegt, dass ich nicht um Hilfe bitte.

Andererseits ist es auch blöd, ich kann ja niemanden herbestellen und dann sagen: "Ach, sorry, ich muss mich jetzt mal hinlegen und die Augen zumachen!"

Es gibt aber auch unglaublich viele Leute, mit denen ich mich in guten Zeiten in der Stadt auf einen Kaffee getroffen habe – das fällt gerade komplett weg. Ganz zu schweigen von meinen alten Freunden, die in der Tat komplett bis auf eine weggebrochen sind, so, als habe es früher nie enge Freundschaften gegeben. Bei denen, die ich jetzt habe, bin ich sicher, die bleiben. Wenn ich das hier überlebe, dann nur mit ihrer Hilfe und mit der gemeinsamen Erinnerung, dass sie Großes geleistet haben, damit ich das schaffe.

***

Diana ist so lieb und fährt mich zum Waldsee. Da bin ich früher tagtäglich beim Hundesitten oder auf dem Nachhauseweg von der Arbeit vorbeigekommen. Die beiden Waldseen liegen leicht versteckt etwa eine Viertelstunde von meiner Wohnung entfernt, mit dem Auto ist das ein Katzensprung.

Aber nach einer langsamen Runde um den einen See ist es schon genug; den Weg dorthin hätte ich niemals alleine geschafft, geschweige denn, eine Runde um beide Seen. Das letzte Mal war ich im Mai hier, noch vor der Operation.

Ich habe einen Nachmittag lang das Grün der Bäume fotografiert, wie das Sonnenlicht durch die Blätter glitzerte und die Seen ruhig dalagen.
Alte neue Welt - im Mai wusste ich nichts von dem Krebs in mir, und wie viel weiter bin ich jetzt. Jean sagt, bald bin ich fertig mit der Chemo. Ich möchte wieder mehr Geduld haben.
Aber heute denke ich darüber nicht nach - die frische Luft zu atmen und das Grün zu sehen, das ist einfach unbeschreiblich.
Glück!

***

Meine Mutter ruft an. Sie versucht, mir Ratschläge zu geben, aber für mich ist es einfach nur ermüdend, immer dasselbe zu hören und darauf auch noch zu antworten. Ob ich genug trinke, fragt sie erneut, bauscht alles irgendwie auf und meint: „Man macht sich halt Sorgen“.

Klar, ich bin ihr Kind, dann ist das wohl so, aber ich kann es nicht gut ertragen. Außerdem sehe ich das so, dass in einem Jahr der Krebs nur noch eine Erinnerung sein wird. Man muss das doch nicht überbewerten.

***

Einen weiteren Tag später ist die Schwäche der letzten Tage vergessen. Ich treffe auf dem Weg in die Stadt einen Kollegen im Bus. Er schaut etwas komisch wegen des Kopftuchs, und ich erzähle ihm vom Krebs.

Er sagt: „Pass auf dich auf. Man muss glücklich sein, denk nicht so viel nach, man hat nur dieses eine Leben …“

Er hat ja so recht!

***

Meine Hausärztin lächelt: „Dafür, dass Sie Chemo kriegen, sind das super Blutwerte, muss man sagen“.

HURRA!!!

***

Die Krebshilfe hat mir Geld überwiesen. Und mein Konto war gestern noch überzogen! Glück gehabt! Bin sehr erleichtert!

Ich möchte mir rezeptfrei Paracetamol gegen die Schmerzen holen, da zeigt es sich, dass es Vorteile hat, wenn man Stammkunde in einer einzigen Apotheke ist.
Mein Apotheker erklärt, ich solle Paracetamol nicht zu oft nehmen, weil die Chemomittel sehr stark seien und Paracetamol auf die Leber ginge. Die Leberwerte würden im Blutbild aber nicht automatisch geprüft. Er empfiehlt mir Ibuprofen, was auch gegen Kopfschmerzen gut sei und fiebersenkend wirkt.
Später lese ich im Internet, dass Paracetamol vor allem in den USA die häufigste Ursache für akutes

Leberversagen ist. Krass! Das hat mir in der Klinik keiner gesagt, die Vertretungsärztin hat mir sogar Paracetamol gegen Fieber empfohlen! Bei meiner Hausärztin hake ich telefonisch noch mal nach und sie sagt, sie habe die Leberwerte mitbestimmen lassen, und sie seien nur leicht erhöht. Kritisch würde es erst bei 3-4 Paracetamol pro Tag. Trotzdem. Ich werde mich jetzt an Ibu halten.

***

Ich genieße das Alleinsein. Je besser es mir geht, je mehr ich malen, lesen, schreiben kann, umso mehr brauche ich die Ruhe um mich und freue mich, alleine zu sein. Keine Spur mehr von Einsamkeit.

Trotzdem sollte ich mal wieder meine Freunde im Festspielhaus besuchen und überhaupt meinen üblichen gemütlichen Nachmittagsspaziergang zum Festspielhaussee und zurück einplanen.

***

Beim Einkaufen treffe ich meine Nachbarinnen.

Die eine, die auch L-Krebs hatte, sagt, das fünfte Jahr danach sei das Schlimmste, und sie sei gerade im vierten.

Ich mag nicht so negativ werden. Der Krebs wird doch weg sein und weg bleiben nach der ganzen Tortur! Oder?
Die andere Nachbarin ist die, deren Mann Magenkrebs hatte. Sie sagt, es sei oft so schwer, die richtigen Worte zu finden, man wisse gar nicht, was man sagen soll.
Ich verstehe sie: „Ich möchte auch nicht Angehöriger sein.“ Aber sie macht das schon sehr gut, ist sehr behutsam und verhält sich bestimmt auch so zu ihrem Mann. Das habe ich die letzten Male schon gedacht, wenn ich mir ihr gesprochen habe.
Sie sagt, auch wie immer, ich würde ja immer strahlen.

Ja klar, ich freue mich heute ja auch wie bekloppt, dass es mir nicht so beschissen geht wie letzte Woche und dass ich mich wieder problemlos fortbewegen kann!

***

Das New Pop Festival ohne mich ist ein komisches Gefühl. Bis jetzt habe ich dieses Musikfest hier in Baden-Baden immer besucht oder dort gearbeitet und die Stimmung in dieser dann jung-brodelnden Stadt sehr genossen. Dieses Jahr ist das nicht mehr wichtig, aber wenn man etwas jahrelang gemacht hat, ist es seltsam, es nicht zu tun. Konnte letzte Nacht lange nicht einschlafen, weil die Schulter so gepiekst hat. Habe dann vor lauter Ungeduld geheult, und dann begann auch noch der Magen ganz fies zu pieksen, aber heute ist wieder alles okay.

Besuche meine Leute im Festspielhaus, das ist echt schön, und eine Rheumasalbe wärmt nun meine Schultern, was wirklich angenehm ist.

Ich passe an diesem Wochenende zweimal auf Ilonas Sohn auf, gehe mit Ilona in die Stadt, Kaffee trinken und Cheeseburger essen, die New-Pop-Atmosphäre genießen, und bin einfach nur glücklich.

Die Schulterschmerzen sind weg, jetzt habe ich wegen der Lauferei

Muskelkater in den Beinen. Aber darüber kann ich nur lachen!

***

Die letzten warmen Tage sind nun tatsächlich vorüber, und ich muss den mallorquinischen Flatterrock, den Alex mir im Sommer geschenkt hat, im Schrank lassen. Schon wegen des Gewichtsverlusts hat sich meine Garderobe längst geändert. Vor allem aber trage ich seit Monaten schon kein Schwarz mehr. Bunt muss es sein, rot, pink, orange – so knallig wie möglich. Von Annika habe ich bunte Kopftücher bekommen, und so laufe ich manchmal herum wie ein Knallbonbon – aber fröhlich.

***

Nun beginnt der hoffentlich letzte Zyklus. Ich habe sowas von keine Lust mehr darauf!

Mein Doc meint weiterhin, ich schaffe das. Was der alles weiß.

Verbringe die Nächte wie in Fieberträumen, aber ich schlafe wenigstens, auch nachmittags.

Die rechte Schulter und der Arm schmerzen wieder, obwohl sie die Infusion extra links reinlaufen lassen.

Zudem habe ich Unterleibsschmerzen, als wenn meine Regel käme, aber die bleibt Gott sei Dank aus. Habe ja so schon genug Eisenmangel. Ähm …

Kann man genug Eisenmangel haben? Ich muss grinsen, die wirren Gedanken kommen wieder. Das Chemozeugs geht auch ins Hirn, da können sie mir erzählen, was sie wollen.
Nehme wieder mal Tabletten gegen die Übelkeit und habe keine Ahnung, was ich essen soll. Dann schlafe ich nachmittags einen sehr erholsamen Heilschlaf und als erst Sabine und danach Annika anrufen, habe ich ein ganz gemütliches Gefühl in mir.

***

Diese Tage im Dämmerzustand sind ganz neu für mich. Monatelang stand ich ja irgendwie unter Strom, konnte kaum schlafen - und wenn, dann nur in

Etappen. Jetzt habe ich das Gefühl, ausschließlich zu schlafen und zu telefonieren. Gestern habe ich noch gefroren, heute überkommen mich Schweißausbrüche ohne Ende, dabei habe ich gar kein Fieber.

Ilona und Diana helfen mir sehr mit ihrem Zuhören und Einkaufen und Dasein, auch Jean, die schreibt: *„It won't be long before normality returns to your life again."*

Dass mein Leben wieder ganz normal-alltäglich werden wird, daran halte ich mich fest und möchte es auch ganz stark glauben, allerdings schmerzen Schulter und Arm so sehr, dass ich es manchmal vergesse.

***

Ich rufe Omi an, und wir plaudern eine ganze Weile. Manchmal hört Opa mit dem Lautsprecher mit, und wir reden zu dritt, einfach schön-behaglich!

***

Ich frage Annika, ob sie sich zu Beginn der Strahlentherapie im November freinehmen und herkommen kann. Ich habe Angst vor den Nebenwirkungen und den Nächten. Wenn sie da ist, kann ich ruhig schlafen. Allerdings wollte ich sie erst nicht darum bitten, weil ich denke, sie hilft mir schon genug und braucht vielleicht mal Urlaub von mir. Aber sie wird da sein!

***

Jean, die liebe Gute, mailt mir Kraftgedanken, die ich mir immer wieder selbst zuflüstere, wie die Dalai-Lama-Mantras, nämlich, dass ich in der letzten Runde sei: *„You are now in the last lap (olympic vocabulary)"*.

Jetzt bin ich auch dazu bereit, meinen zukünftigen Chef anzurufen und ihm zu sagen, dass ich Krebs habe. Zwar ist noch ein Weilchen Zeit, die Stelle ist erst zum 1. Januar frei, aber ich habe trotzdem Angst, dass ich nicht eingestellt werde. Außerdem soll ich im November schon zur Einarbeitung kommen, davor habe ich großen Respekt – erstens werde ich auch dann noch Kopftuch tragen, und zweitens wird es in die Zeit der Strahlentherapie fallen. Mein Chef nimmt es jedoch ganz locker. Ich soll ihm nicht wegsterben. Danach muss ich den ganzen Tag grinsen: Mein neues Leben wartet! Gesund, mit Job – wunderbar!

16

Neue Knochenschmerzen • Mal fröhlich, mal tieftraurig • Die nächsten Tage • Glück ist die Abwesenheit von Schmerzen (aus China) • Jasper • Woche 13: Die vorletzte Chemodosis ABVD und goldener Oktober draußen vor dem Fenster • Woche 14: Der letzte

Chemobeutel ABVD • Schokokekse, Salzseen und Entgiftung • Immer noch die Familie

Nerven

Mich nervt alles:

Dass mein Kopf kalt ist

Dass ich keine Gläser oder Flaschen aufkriege

Dass ich allein bin

Dass ich Besuch habe

Dass ich keine Luft kriege

Dass ich Magenprobleme habe

Dass ich nicht lang draußen herumlaufen kann

Dass ich nicht weiß, ob der ganze Scheiß was gebracht hat.

Annika sagt: „Wir schaffen das!“ Und
dass die Knubbel bestimmt alle
weg sind und dass es doch nur
noch eine Infusion in diesem
letzten Zyklus ist.

***

Mein Arm tut morgens nicht mehr weh,
die halbe Nacht haben mich die
Schmerzen nicht schlafen lassen.
Mittags sind die Schmerzen wieder da.
Und dann glaube ich, dass wieder
Leukozytenbabys schlüpfen. Ja, es sind
Knochenschmerzen, eindeutig.
Ich laufe eine Dreiviertelstunde
draußen herum und bin danach völlig
erledigt, schnaufe wie eine Dampflok,

aber es geht wieder von Tag zu Tag besser.

***

Auf den Shoppingkanälen laufen ausschließlich Weihnachtsangebote - und das Ende September.

Es wird wirklich Zeit, dass ich wieder arbeiten gehe und mir nicht so einen Mist ansehe!

***

Nachmittags der totale Heulzusammenbruch. Annika hört zu, sagt mir, dass ich durchhalten soll, und bietet mir sogar an, herzukommen.

Ach. Meine Beste.

Am nächsten Tag sieht die Welt schon viel besser aus. Ich habe nachts gut geschlafen, und auch wenn ich wie durch den Fleischwolf gedreht mit Knochen- und Kopfschmerzen aufwache, gehe ich zum Blutabnehmen zu meiner Hausärztin und danach mit einer Festspielhauskollegin einen Kaffee trinken.

Wie angenehm das ist, draußen, in der Zivilisation sozusagen, einen Kaffee zu trinken, in einem richtigen Café zu sitzen und nicht in den eigenen vier Wänden oder mit Mundschutz dazuhocken.

Ich habe sie seit der Diagnose nicht mehr privat getroffen, aber sie stellt ganz souverän ihre Fragen, interessiert sich, erzählt aber auch ganz normal aus

ihrem Leben. Ich merke, dass es auch mal guttut, einen anderen Menschen zu sehen, der noch dazu ganz normal mit mir umgeht.
Sie sagt, sie habe schon immer meine positive Einstellung bewundert, leicht hätte ich´s ja nie gehabt.
Ich muss zugeben, wenn man mich vorher danach gefragt hätte, wäre ich sicher gewesen: Krebs, das packe ich nicht auch noch. Aber so kam´s ganz von selbst, und die guten Menschen um mich herum haben ihr Übriges getan, dass ich durchhalte. Außerdem lernt man so viel. Über sich. Was ist schon Kummer über Hartz IV, wenn man

plötzlich um sein Leben kämpfen muss?

Hinterher treffe ich einen anderen Festspielhauskollegen im Bus. Es ist der, der meinte, dass ich auf mich aufpassen soll. Auch das Gespräch mit ihm macht Spaß und tut gut. Ich komme mir wieder so richtig „im Leben" vor.

***

„Kannst Du es bitte wieder aufsetzen?" (Jasper)

Mein Babysitterkind Jasper fragt mich: „Hast du wieder Haare?"

Ich muss laut lachen, weil davon noch keine Spur zu sehen ist und der Kleine so normal mit allem umgeht. Als er meine Glatze sehen will und ich das Tuch abnehme, schaut er mich einen Moment lang aufmerksam an und lacht schließlich: „Kannst du es bitte wieder aufsetzen?“

Wir lachen beide. Ein Kind um sich zu haben macht einfach glücklich und ist die beste Medizin. Jasper ist ein wunderbarer Mensch, und ich bin stolz darauf, dass ich so an seinem Leben teilhaben darf. Ich wünsche mir so sehr, dass ich den Kleinen weiter aufwachsen sehen darf. Schon die ganze Zeit ist das eine meiner größten Ängste – dass ich ihn vielleicht nicht erwachsen werden sehe.

Annika erinnert mich bei unserem abendlichen Telefonat daran, dass ich doch bei Jasper war und es eben kein Scheißtag gewesen sein kann. Ich brummele trotzdem herum, dabei hat sie ja so recht! Allerdings machen mir meine Blutwerte Sorgen – mein Hämoglobin und Eisen sollten höher sein, und immer noch droht eine Bluttransfusion, die ich nicht will. Ich trinke Eisensaft, esse Nüsse – und nehme Gastricumeel, weil ich Magenschmerzen habe.

Außerdem herrscht wieder einmal Ebbe auf meinem Konto, Hartz IV sei Dank. Ich hasse es. Am besten gehe ich raus in den Wald, ins Grüne, und gucke mein

Konto und meine Blutwerte nicht an. Annika schafft es jedoch, dass ich nach kurzer Zeit schon wieder lachen kann. Als mein Telefonakku piepst, rufen wir beide „Nein!“ und lachen miteinander. Ach, ich bin so froh, dass ich ihr noch nicht auf die Nerven gehe!

***

Birgit schreibt, dass die letzten Chemos immer die schlimmsten sind, und schickt Päckchen, hilft viel mit trockenem Humor und Zuhören – obwohl das bei Mails wohl eher „zulesen“ heißt.

***

Mitternacht.

Ich brate Spiegelei.

Unglaublich, ich bin wieder aufgestanden, weil ich plötzlich solchen Hunger hatte, dass ich nichts mehr denken und schon gar nicht schlafen konnte.

Morgen kommt Annika, ich bin so glücklich!

***

Die Tage mit Annika sind harmonisch, schon fast normal-alltäglich. Nur meine Fressanfälle und dennoch Gewichtsverlust - das ist nicht normal. Ich mache meinen Abnehmwitz, stehe in einer zu weit gewordenen Hose, halte den Bund von mir weg und rufe: „Die Krebsdiät!"

Annika kann nur den Kopf schütteln, grinst aber.

***

Noch immer, nach über 15 Jahren, muss ich an meine kleine Freundin Nina denken, die damals in unserer Kindheit – weit jünger als ich – Krebs bekam und ihn besiegte. Ich hoffe es zumindest, denn wir haben keinen Kontakt mehr. Sie hatte vorher glattes blondes Haar und hinterher braune Locken. Heute ist ihr Geburtstag.

***

Die erste Infusion des letzten Zyklus′ ist ganz okay, allerdings bin ich auf den allerletzten Metern super genervt, weil ich irgendwann die Tropfgeräusche und das Klacken nicht mehr hören kann. Das Liegen nervt - und die schmerzende Lunge. Dann endlich das erlösende Piepsen des Gerätes, in dem der Infusionsschlauch steckt – ich bin echt froh!

Schwester Mary meint beim Kanüleziehen, ich würde ein bisschen blass aussehen, aber ich hab das immer nach der Liegerei und jetzt nur den einen Gedanken: *„Raus hier!“* Doch auf der Toilette wird mir plötzlich total übel, und ich habe Angst, mich auf dem Rückweg im Taxi übergeben zu müssen – trotz Antibrechmittel. Dann geht´s zum Glück aber doch gut. Wäre ja auch ein Witz gewesen - die ganzen Monate schaffe ich es, nicht zu brechen und dann bei der vorletzten Chemo? Nö!

***

Ich bin quasi „auf Urlaub“ in Ilonas Wohnung – bei uns wechseln sie ausgerechnet im Oktober den Heizkessel aus.
Vier Tage weder Heizung noch heißes Wasser, das ist ziemlich kalt, vor allem, wenn man durch die Chemo friert wie ein Schneider. Anfangs wurde mir ja eher warm dabei, aber mit jeder Chemodosis kam auch mehr Kälte in mich - und das liegt nicht nur daran,

dass die Infusionsbeutel im Kühlschrank aufbewahrt werden. Ilona, die mit ihrer Familie ein paar Tage weggefahren ist, hat mir ihre Wohnung überlassen. Ich schlafe im Kinderzimmer - wie ein Stein – herrlich! Tags wie nachts. Ehrlich gesagt, ist es aber ganz schön komisch hier, weil es ohne sie so ruhig ist, sie fehlen.

***

Meine liebe süße Amo holt mich vor Ilonas Wohnung ab und fährt mich nach Hause. Alleine hätte ich den Weg vom einen Ende der Stadt zum anderen nicht geschafft. Heute ist Tag vier, und ich bin schlaff ohne Ende. Trotzdem geht es mir besser als beim letzten Mal.

Vielleicht auch durch die ausgiebige Schlafkur in Jaspers Kinderzimmer. Meine Heizung funktioniert wieder, und ich freue mich, dass ich zu Hause bin.

Amo und ich trinken ein Teechen und unterhalten uns endlich mal wieder in Ruhe. Auch wenn wir uns nicht oft sehen: Wenn wir uns treffen, plappern wir in einem fort.

Die Süße ist auch so ein ganz besonderer Mensch, ein Licht.

***

„As a teacher I would give you the best mark!“ (Jean)

Ach, es tut so gut, zu wissen, dass ich jetzt erst mal eine kleine Pause habe.

Nur noch eine letzte Infusion nächste Woche, und dann ist hoffentlich Ruhe. Die Blutwerte haben sich erholt, ich brauche keine Bluttransfusion, und Annika und ich treffen Ilona und Jasper in der Stadt. Wir gehen in unser Lieblingscafé und stellen fest, dass sie dort nicht nur weltbesten Kaffee für Erwachsene haben, sondern auch „Kinderkaffee“: Aufgeschäumte Milch in einer Espressotasse mit Kakaopulver oben drauf. Ach, ist der kleine Sonnenschein glücklich!

Am Abend gehen wir früh schlafen und fahren am nächsten Tag mit einem Umweg über Frankreich zu Annika nach Hause. Wir gehen im großen

Supermarkt in Seltz noch Senfchips einkaufen und leckeren Käse und Karamellpuding (letzteren gegen Annikas Willen und zu meiner großen Freude) und ein paar andere tolle Sachen.

Als wir auf den Supermarktparkplatz zurückkommen, sehen wir einen Regenbogen vom einen zum anderen Ende des Gebäudes. Wir fotografieren ihn und uns, und ich bin total glücklich, dass ich hier bin, so etwas Schönes sehen darf und mich so lebendig fühle.

Auf der Heimfahrt sehen wir jede Menge Maisfelder, der Raps blüht, und Annika macht mich auf einen Regenbogenknubbel am Himmel aufmerksam, wie ein runder Fleck mitten im Grau-Blau. Die Welt ist so wunderschön!

***

In der Nacht kommt der Hunger, und

ich habe Schwierigkeiten, mich zu entscheiden, was ich essen soll. In der tiefsten Dunkelheit folgen gleich wieder die Ängste.

Angst, dass das alles nichts gebracht hat.

Angst, dass es mit dem neuen Job im Januar nicht klappt.

Angst, dass ich bald weder Gesundheit, Geld noch Wohnung habe, denn mit

Hartz IV kommt man wirklich nicht weit.

***

Am nächsten Morgen ruft mich mein Vater noch vor 9 Uhr auf dem Handy an. Sie hätten sich verständlicherweise Sorgen gemacht, nachdem sie mich gestern zu Hause nicht erreicht haben. Ich könnte ja im Krankenhaus sein. Auf dem Anrufbeantworter war niemand gewesen, also konnte ich nichts davon wissen und zurückrufen. Schon längst habe ich darum gebeten, mich nicht so früh anzurufen. Da das nichts nutzt, wird ab sofort das Telefon abgestellt. Ist zwar doof, wenn ich nachts jemand anrufen muss, aber dazu, es wieder einzuschalten, werde ich ja wohl noch fähig sein. Außerdem will ich mich nicht dauernd ärgern müssen. Klar, sie meinen es nur gut, aber mich kotzt es an.

***

Die Anteilnahme und Hilfsangebote meiner Freunde sorgen dafür, dass ich mich geliebt und umsorgt fühle. Das macht glücklich und traurig zugleich:
Was, wenn ich doch sterbe?
Ich bin dann nicht alleine, aber wäre es nicht besser, sie gewöhnen sich gar nicht erst zu sehr an mich? Zu manchen wird die Bindung gerade sehr eng, und ich möchte sie nicht missen. Umgekehrt ist es vielleicht ähnlich.

Bei all diesen komischen Gedanken spüre ich, wie lieb ich alle habe. Und das ist ein wunderschönes Gefühl.

***

Ich fühle mich superfit, esse aber nur Hühnersuppe und Schokobutterkekse. Auch eine nette Mischung …

Beide Schultern schmerzen, aber es ist aushaltbar, ich weiß ja, es ist die letzte Chemo.

Leider ist es dann an Tag 5 gar nicht mehr gut auszuhalten, und ich liege wieder mal stocksteif auf dem Rücken im Bett. Auf ein Hörbuch kann ich mich nicht konzentrieren, ein Buch zum Lesen kann ich nicht festhalten.

Während ich noch überlege, ob ich nun

heulen soll wegen der Schmerzen oder was ich sonst tun soll, ruft Sabine an. Eineinhalb Stunden hat sie Zeit für mich, wir reden über so vieles, und das ist einfach die beste Entspannung, das pure Glück.

Als ich sage, dass es Menschen gibt, denen es schlechter geht als mir, meint sie, es gäbe immer Leute, denen es schlechter geht, „aber Jess, es gibt auch Leute, denen es besser geht!“

Ich habe das angenehme Gefühl, dass ich mich bei ihr echt hängen lassen darf.

Helga ruft auch noch an, und so vergehen drei Stunden, in denen das Telefon wieder mal gestützt vom

Kissen neben meinem Ohr liegt und die Schmerzen fast vergessen sind.

***

Als Ilona mir später Wasser vorbeibringt, muss ich dann doch weinen. Eigentlich möchte ich nicht, dass jemand mich so grau im Gesicht und fertig sieht, aber es geht ja nicht anders. Irgendwie ist es dann auch gut, dass sie da ist, sie drückt mich ganz lieb, nimmt sich Zeit, obwohl ihre Familie unten wartet, und sie meint, ich sei doch immer so stark und nun sei es auch mal okay, einfach zu weinen.

Ich hab in den letzten Monaten ganze Salzseen geheult.

„Ich kriege doch sonst immer alles alleine hin!"

„Jetzt aber mal nicht!"

Stimmt. Schnüff.

Ilona und ihre Familie sind Sonnenlicht für mich.

Neben den Schmerzen weine ich auch wegen der Angst vor der Abschlussuntersuchung. Diese Angst kommt jetzt so richtig raus: die Angst, es könnte nicht gereicht haben mit dem ganzen die Chemoscheiß.

***

Schon am nächsten Tag kann ich wieder draußen herumlaufen, und meine Seele hat sich von der gestrigen Heuleritis schnell erholt.

Diana nimmt mich mit in die Cité, unser Einkaufszentrum. Nicht wirklich, um zu shoppen, aber um rauszukommen und rumzubummeln. Es ist anstrengend für mich, und wir bleiben nicht lange, aber ich bin total glücklich, dass es überhaupt wieder geht.

***

Zwei Tage später habe ich erneut heftigste Heuleritis; in einer Woche soll die Abschlussuntersuchung sein, mir ist langweilig, weil ich mit diesen Armen nicht nähen, kein Buch halten und nicht malen kann.

Besuch nervt, gleichzeitig will ich umsorgt werden. Aber das kenne ich ja schon.

Ich wecke Annika am Nachmittag, sie hatte Frühschicht, und sie versucht, mich aufzuheitern, was klappt, solange wir telefonieren. Ich glaube, ich muss nur mal wieder acht Stunden am Stück schlafen.

***

Mit meiner Hausärztin habe ich telefoniert, die Blutwerte sind okay, ich kann eine Entgiftung machen, hurra! Dazu kaufe ich mir das „Heel-Kit“ in der Apotheke - Leber-Galle-Tropfen, Nierentropfen und Lymphomyosot.

Damit sollen die Giftstoffe aus meinem Körper rausgespült werden.
Wenn´s hilft, ist mir alles recht, und dass das Heel-Zeugs hilft, weiß ich.
Man nimmt die Tropfen mehrmals täglich mit Wasser ein und freut sich, dass man seinem Körper etwas Gutes tut.

17

Woche 16, Ende Oktober: Der erste Flaum wächst auf meinem Kopf • Ich lebe wieder – an manchen Tagen • Alles wird bestimmt gut • Computertomographie nach Ende der Chemotherapie • Allmählich werde ich zur Expertin • Erholungspause vor der Bestrahlung • Nonsens-Termine • Woche 17: Bestrahlungsvorbereitungen, eine neue CT und ein vergeigter Lungenfunktionstest

Tränen reinigen das Herz.

(Dostojewski)

Annika kommt und nimmt mich mit zu sich. Wir essen leckere Sachen und

gucken DVD. In mir ist es behaglich, so langsam fühle ich mich wieder wie ein Mensch. Allerdings bin ich einen Tag später schon wieder in Tränen aufgelöst, einfach so, ohne Grund.
Die arme Annika, sie hört zu und hält mich fest, und ich weiß noch nicht einmal, was da genau mit mir passiert, weil ich die ganze Zeit nicht aufhören kann zu weinen. Dabei ist es so gemütlich, wir lesen oder Annika lernt, und ich gehe raus, Regenfotos knipsen, es ist einfach total schön.
Ich bekomme von Tag zu Tag besser Luft und ich genieße die Zeit. Dazu kommen Mails von Leuten, die ich länger nicht gesehen habe, und ich

freue mich über jede einzelne von ihnen.

***

Ich habe ganz feine blonde Haare bekommen: An den Armen und Beinen und an den Augenbrauen und Wimpern beginnt das jetzt auch, es fühlt sich an wie Babyhaar. Das bisschen Haar macht mich irgendwie glücklich.
Außerdem bin ich mit Ilona verabredet, wir gehen ins Festspielhaus, ein Ballett ansehen, darum fahre ich mittags mit dem Zug zurück nach Baden-Baden, und Annika kommt abends nach der Arbeit nach.

Es ist unglaublich schön, mal wieder im Festspielhaus zu sein, ein wahnsinnig tolles Ballett zu sehen, unter Menschen zu sitzen, auszugehen. Trotz Kopftuch fühle ich mich rundum wohl. Danach gehen wir noch essen, und ich bringe Ilona mit dem Bus heim: Nach 19 Uhr gilt die Monatskarte für zwei und ich fahre immer mit zur Endstation. Dort dreht der Bus, und Ilona steigt an der übernächsten Station auf dem Rückweg aus. Ich fahre dann wieder zurück, am Festspielhaus vorbei, nach Hause fast ans andere Ende von Baden-Baden. Dieses Ritual ist immer sehr spaßig, weil wir dann noch ein bisschen mehr Zeit zum Reden haben. Ich glaube, ihr

Mann Stefan und Annika finden das seltsam, aber wir haben Spaß!

***

Trotz der schönen Zeit - abends holt es mich wieder ein, und ich weine. Jeden Abend. Irgendwie bin ich doch angespannter als ich dachte, aber das ist eigentlich auch kein Wunder – am Montag muss ich wieder in die Klinik, CT und Gespräch mit dem Doc.
Toll.

***

Es ist Montag, Annika fährt mich nach Karlsruhe, und es ist wie immer – ich hasse es. Nicht, dass sie dabei ist, im Gegenteil, das tut unglaublich gut und ist mega beruhigend, obwohl ich auch

tierisch angespannt bin und Angst habe, dass ich weinen muss.
Prästationäre Anmeldung, Annika ist platt, dass ich mich so gut auskenne.
Ich bin eher genervt, dass die Anmeldung so lang dauert, aber dafür geht's mit den Untersuchungen ganz schnell.
Der CT-Mensch führt irgendwelche Bohrungen in meinem Arm durch, habe jetzt links ein blaues Ei. Echt, ich hasse Nadeln in meinem Arm! Heute noch mehr als sonst.
Ich muss diesmal kein Kontrastmittel trinken, doch „Maggie Thatcher" schreit wieder auf dem Flur herum, und das übliche *„Einatmen, ausatmen,*

weiteratmen" nervt, aber ich lasse es wie gewohnt über mich ergehen. Ich bin einfach froh, als ich fertig bin.

Auf dem Rückweg treffen wir eine der netten Schwestern von der Knochenmarkpunktion, und ich halte ein kurzes Schwätzchen, dann wird mir, zurück in der Onkologischen Ambulanz, Blut abgezapft, und wir müssen fast zwei Stunden warten, bis mein Doc Zeit für uns hat.

Er erklärt Annika alles mit, und das finde ich toll. Immerhin ist das ganz schönes Ärztelatein, was er da teilweise von sich gibt, und dass ich da schon eher was verstehe, spricht für die Monate, die ich hier verbracht habe.

Annika ist ganz erstaunt, dass ich manchmal schon gar nicht mehr groß nachfrage, weil ich weiß, was er mit den Fremdwörtern meint.
Er liest uns den CT-Kurzbefund vor: Alle Lymphknoten sind unter 1 cm groß bzw klein! Ich bin so erleichtert! Annika hat heute Morgen schon gesagt, ich sähe gut aus, aber nun kann ich es wirklich glauben und vor allem genießen.
Wir fahren zusammen wieder zu mir nach Hause und sind einfach nur noch fröhlich. Noch auf der Autobahn rufe ich meine Omi und Ilona an, und am Nachmittag treffen Annika und ich Ilona im Café.

Danach essen wir bei der Nordsee zu Abend, weil ich Appetit auf Fisch habe. Auf dem Weg zum Auto heule ich und lache gleichzeitig. Ich bin einfach nur fertig: die Anspannung von heute Morgen und dem ganzen Wochenende, dann bricht Annika zur Nachtschicht auf – es ist alles ein bisschen viel.

Ich schlafe wie ein Stein.

***

Sabine ruft an. Immer taucht sie auf, wenn ich gerade am meisten Zweifel habe oder richtig schlecht gelaunt bin. Nach ein paar Sätzen schon ist meine Welt dann nicht mehr ver-rückt, weil sie alles wieder gerade-rückt mit ihren Worten, mit ihrer Art.

***

Viele antworten auf meine Jess-ist-bald–wieder-gesund-Rundmail. Ich freue mich.

Weiterhin mache ich meine Atemübungen, weil noch immer so ein Druck auf meiner Lunge lastet. Von Tag zu Tag erhole ich mich mehr.

***

In der Pause muss ich noch mal in die Strahlenklinik zu einem Nonsens-Termin.

Die Strahlenärzte glotzen mich an – zum Glück ist mein lieber Doc mit dabei –, drücken an meinem Hals und dem Schlüsselbein herum und erklären, dass ich nächste Woche schon wieder eine CT bekomme. Wie ungesund! Warum, möchte ich wissen. Ja, lautet die Antwort, weil die letzte diagnostisch war und die CT nächste Woche notwendig für die Bestrahlung sei. Für mich ist das eine absolut idiotische Erklärung, und als ich wegen meiner Atemprobleme nachhake, meint der eine Arzt, mich von oben bis unten musternd, dass ich nicht so gut Luft bekomme, läge sicher an Bewegungsmangel.

Genau! Dann lauf doch mal ´nen Marathon, mit Chemo-Nebenwirkungen und wenig Leukozyten. Mann! Die sind so

unsensibel hier! Mich würde echt mal interessieren, wie so einer sich unter diesen Umständen bewegen würde.
Wann immer ich „piep“ sagen konnte, war ich in all den Monaten draußen unterwegs. Mein Doc merkt, dass ich sauer bin. Beim Rausgehen sagt er zu mir: „Auch wenn jetzt der Kollege von der Strahlenklinik zuständig ist – Sie können mich immer anrufen!“
Ach, er ist einfach der Beste!

***

Auf einem Zettel, den ich ausfüllen und unterschreiben muss, stehen jede Menge Horrornebenwirkungen, die die Bestrahlung hervorrufen kann.
Außerdem lese ich in den Broschüren,

im Internet – überall -, dass kein Wasser an die bestrahlten Stellen gelangen darf – der Strahlenarzt meint, mit Wasser waschen sei okay, „aber bitte ohne Seife!“ Komisch. Ach, bin ich froh, wenn das vorbei ist!

***

Ich glaube, ich kriege dunkles Haar, aber vielleicht wünsche ich mir das auch bloß. Trotzdem bilde ich mir ein, dass da dunkle Schatten auf dem Kopf sind.

***

Bei der Tafel gibt es heute viel frisches Gemüse, Salat, Rosenkohl, Brokkoli – ein Fest! Beim Kochen singe ich Jordin

Sparks´ „No Air" leicht verändert mit: „No Hair, no hair, lalala!"

***

Ich werde in der Bahn blöd angemacht wegen meines Kopftuchs. Im Bus fragt mich dann aber ein echt netter Typ mit Glatze, ob ich Leukämie habe. Huh, ganz schön direkt, aber lieber so als rassistisch. Außerdem kann ich ihn in unserem kurzen Gespräch fragen, ob ihm nicht kalt ist, jetzt im Herbst, so nackt aufm Kopp. Ich friere nämlich immer schrecklich, sogar zu Hause, wo es eigentlich warm ist. Die ganze Zeit habe ich schon überlegt, wie es glatzköpfigen Männern geht.

Er grinst und meint, er sähe blöd aus mit Geheimratsecken, darum habe er die Haare abrasiert, ohne politischen Hintergrund, schließlich habe er ein Kind und eine dunkelhäutige Frau. Und nein, er friere nicht. Der Glückliche!

Als ich Annika abends von meinem Kummer berichte, dass die Kopftücher als „Sommerfrisur" langsam ausgedient haben und ich ab sofort lieber mit Mütze rausgehe, um nicht irgendwann eins auf selbige übergebraten zu kriegen, sagt sie: „Wieso, wenn dir einer blöd kommt, ziehst du einfach das Kopftuch ab und sagst `Ich bin eine von euch!`, oder?"

Ich muss so sehr lachen, dass ich mich kaum noch beruhigen kann. Annika hingegen wirkt über ihren eigenen Witz ein wenig erschrocken.

***

Schwierige Zeiten in unserem Leben sind die beste Gelegenheit, innere Stärke zu entwickeln (Dalai Lama)

Ich bin für 10 Uhr bestellt, und seeeeehr weit nach 10 komme ich dran. Die Warterei kenne ich ja schon, an die Unverschämtheiten gewöhne ich mich nur langsam.

Zunächst habe ich es mit zwei wirklich lieben und freundlichen Frauen zu tun. Ich soll den Oberkörper komplett frei machen – der weite Ausschnitt meines T-Shirts reicht ihnen heute nicht, und die Mütze muss auch ab – dann darf ich mich auf ein Brett legen. Die eine Frau redet nicht viel, die andere erklärt, mein Kopf müsse weit nach hinten gestreckt sein, vor allem, wenn sie gleich mit dem im Wasserbad erwärmten Maskenmaterial kämen. Alles klar, mir ist kalt, ich liege da, und dann wird mir das gummiähnliche warme Dings aufs Gesicht geklatscht. Ich schließe die Augen. Es wird gezogen und gezerrt, neben mir links und rechts macht es „klack, klack, klack", und ich höre, wie eine der

beiden sagt: „Sie kriegen noch Luft darunter!“
Es ist mehr eine Feststellung als eine Frage, denn bewegen kann und soll ich mich nicht. Von Reden ganz zu schweigen. (Hahaha – Reden – Schweigen!)
Die Maske muss ganz genau angepasst werden. Sie dient zum einen dazu, die Markierungen für die Ausrichtung des Bestrahlungsgerätes aufzuzeichnen, zum anderen, um mich immer an derselben Stelle zu platzieren, sodass immer dieselben Stellen bestrahlt werden. Eng ist es darunter, aber es geht. Ich liege ruhig da und versuche, keine Panik zu kriegen - es ist ja nur

eine Maske und gleich vorüber. Irgendwelche Markierungen werden vorgenommen, dann wird das Ding „klack, klack, klack“ gelöst, und ich soll mich anziehen und draußen Platz nehmen. Ah, die Maske wird mit Druckknöpfen an den Seiten des Bretts befestigt. Toll. Darum das Geklacker. Nach kurzer Zeit kommt eine müde wirkende Frau auf mich zu und bittet mich in den zweiten Raum neben dem Wartebereich. Hier sitzen zwei weitere Frauen schweigend hinter einer Glasscheibe und starren auf einen Bildschirm. Ich soll mich wieder obenherum ausziehen und hinlegen, die müde Frau muss noch etwas an der

Maske machen, ich warte. Es sieht aus, als zöge sie Fäden hindurch.
Die Maske hat viele kleine Löcher, und an der Nase haben sie ein größeres Loch gemacht, damit man auch wirklich Luft bekommt.
„Haben Sie kein Hemdchen?“, will die Frau schließlich wissen, und ich entgegne: „Nein, das hat mir niemand gesagt, und mein Shirt durfte ich eben nicht anlassen. Die anderen CTs wurden immer ohne BH, aber durch das Shirt hindurch gemacht.“
Sie seufzt. Okay, die nächsten Male komme ich im Top.
Die eine nette Frau von vorhin taucht auf und legt eine Decke über mich; die

Schultern bleiben frei. Die andere versucht, mir eine Kanüle zu legen. Sie will in eine Vene stechen, die mit Sicherheit nicht geht. Ich weiß, ich habe miese Venen, aber ich weiß auch, welche funktionieren – zum Beispiel die, über der die beiden Narben von den Infusionsnadeln sind. Aber ich bin ja nur der Klugscheißer. Sie gibt auf - der rechte Arm wird wieder mal blau -, und die herbeigerufene Ärztin nimmt die Vene, die ich ihr zeige – allerdings auch erst nach längerem Herumklatschen auf meinem linken Arm. Ich schließe irgendwann einfach die Augen – es tut halt weh, so ´ne Nadel im Arm.

„Klack, klack, klack“ - die mittlerweile hart gewordene Maske wird auf mich draufgeschnallt, Kopf und Schultern sind gefangen. Ich muss schlucken und stoße dabei gegen einen Widerstand. Ich habe Angst, keine Luft zu bekommen, doch es geht. Diese CT dauert nur ein paar Minuten, doch es sagt diesmal niemand, wie ich atmen oder dass ich schlucken oder nicht schlucken soll. Sie reden gar nichts mit mir. Okay, dann liege ich einfach so still wie möglich und atme so ruhig, wie es nur geht. Dann werde ich mit „klack, klack, klack“ erlöst. Ich soll mich anziehen und noch einmal Platz nehmen, die Nadel soll noch eine

Viertelstunde im Arm bleiben. Ähm … mit nur einer Person vor mir sitze ich nun schon über eineinhalb Stunden hier, und ich muss noch zum Lungenfunktionstest, da soll ich nun noch länger warten? Und, nebenbei, wie zieht man sich denn wieder an mit ′ner Nadel in der Armbeuge? Das haben die Mädels hier mit Sicherheit noch nicht geübt. Die eine sagt sogar, ich soll mit der Nadel im Arm zum Lungenfunktionstest gehen und sie dort rausziehen lassen. Das sind sieben Minuten Fußweg bei Wind und Wetter in ein anderes Gebäude in einer anderen Straße. Das soll gehen?

Notdürftig ziehe ich mein Shirt über und setze mich in den Wartebereich, weil sie sich weigern, mir die Kanüle sofort zu entfernen. Ich habe Angst, dass ich mit der Jacke an der Nadel hängenbleibe, und traue mich nicht, in das andere Gebäude zu laufen. Als die eine Nette dann auftaucht, um mir ein Pflaster ohne Wattetupfer auf den Arm zu drücken, erklärt sie, die herausgezogene Nadel in der Hand, dass man ja nie wisse, wie das Kontrastmittel vertragen wird, darum müsse „der Zugang" immer noch eine Weile bleiben.

Klar, ist ja auch meine erste CT. Mann.

Ich gehe rasch auf die Toilette und ziehe den BH samt Shirt vernünftig an. Das Pflaster ist rot durchnässt, weil sie keinen Wattetupfer draufgedrückt hat, und ich stille die Blutung notdürftig mit dem Tupfer vom malträtierten rechten Arm. Jacke an und raus!

Kopfschüttelnd verlasse ich die Strahlenklinik und laufe hinüber zum Lungenfunktionstest. Auf dem Weg dorthin bestelle ich mein Taxi nach Baden-Baden auf halb eins, so habe ich eine Stunde Zeit für den Test, kann aber noch pünktlich in Lichtental – am anderen Ende der Stadt - bei der Tafel sein, um Gemüse einzukaufen.

Eigentlich bin ich jetzt schon fertig mit der Welt, müde und platt und mag gar nicht mehr laufen, aber ich will ja wissen, ob mit der Lunge alles okay ist, und gehe in die Abteilung, wo glücklicherweise nur ein Mann vor mir dran ist. Die Frau, die ihn zur Untersuchung abholt, nickt mir freundlich zu, und dann höre ich fünf Minuten lang zu, wie sie ihm zuruft, dass er kräftig ausatmen soll.

Irgendwann lässt sie ihn gehen.

Ich sitze da.

Draußen laufen Menschen vorbei, eine Aufzugtür öffnet sich, spuckt Leute aus und verschluckt wieder welche.

Ich sitze immer noch da.

Vielleicht muss die Frau einen Bericht schreiben oder so etwas. An der Rolltür leuchtet eine Anzeige „Besetzt, kein Zutritt". Man soll laut Aushang einfach da sitzen und warten, sich nicht extra anmelden, außerdem hat sie mich ja gesehen, und wenn mich nicht alles täuscht, hängt da auch eine Kamera.

Ich sitze immer noch da.

Gleich sitze ich nicht mehr da, dann gehe ich einfach.

Nein, ich komme sicher bald dran.

Es kommt noch jemand und setzt sich nach einem kurzen Gruß neben mich in den Wartebereich. Zwei Patienten warten, und niemand kommt. Die Frau bedankt sich am Telefon für irgendeine Info, man hört jedes Wort.

Bald darauf klingelt das Telefon wieder, dann beginnt ein ausgiebiges Privatgespräch.

Als nach einer knappen Stunde die Rolltür immer noch geschlossen ist und das „Besetzt“-Schild noch immer leuchtet und sie nicht aufhört zu telefonieren, reicht es mir.

Ich stehe auf und gehe.

***

Es fällt niemandem auf, dass ich den Lungenfunktionstest nicht gemacht habe.

Dass ich gegangen bin, ist das beste Gefühl seit Langem. Schon die ganzen

Monate hatte ich diesen Fluchtreflex, wenn ich dasitzen und warten musste. Heute hab ich´s wahr gemacht, und anstatt alles kurz und klein zu schlagen, gehe ich lieber raus zu meinem Lieblingstaxifahrer, der mir interessante Geschichten zu erzählen hat. Es wird mich ohnehin nie jemand danach fragen, warum der Test nicht stattgefunden hat, und meine Lunge erholt sich in den kommenden Monaten von selbst.

***

Annika sagt, ich sei auch ohne Haare schön, und streicht mir über den stoppeligen Kopf. Mir geht das Herz auf, auch wenn mir das mit den Haaren viel zu lange dauert. Annika findet ein einzelnes Haar, das tatsächlich sehr viel länger ist als die anderen, und als ich sage, dass ich mir morgen Zöpfe flechten kann, lachen wir beide.

***

Ich werde im neuen Job eingearbeitet und stehe permanent unter Strom. Ich bin hibbelig und voller Energie, aber gleichzeitig schrecklich müde und erschöpft. Eine ganz neue Mischung!

***Vor zwei Wochen haben sie mit mir gemotzt, weil ich aufgrund von Regen und Autobahnstau mit dem Taxi ganz pünktlich und nicht zehn Minuten vorher angekommen bin - um Punkt 11 sind wir da. Eine „Maggie Thatcher 2“

aus der Strahlenklinik maulte überraschend: „Kommen Sie das nächste Mal bitte pünktlicher, wir haben schon auf Sie gewartet!“

„Es ist 3 min vor 11, mein Termin ist um 11!“

„Sie sind zu spät!“

Hä? Hier muss es ein Nest geben. Lauter Frauen, die Maggie Thatcher ähnlich sehen, aber ganz undamenhaft herumschreien.

Heute warte ich wie schon letzte Woche über eine halbe Stunde, obwohl der Wartebereich nahezu leer ist, und dann höre ich wie manche Leute gesagt bekommen, sie sollen noch mal einen Kaffee trinken gehen, es gäbe da gerade ein paar Verzögerungen. Dann sehe ich allerdings fünf (!) Weißkittel auf einmal in die Kantine gehen. Hauptsache pünktlich zu Mittag essen!

Das Bestrahlungsgerät wird heute genau eingestellt; Simulation heißt das. Eine halbe Stunde Zeit soll ich mitbringen.

Als ich endlich aufgerufen werde, ist die eine Nette wieder da; „Maggie Thatcher 2" ist verschwunden. Die Nette und ein Kollege ruckeln ein bisschen an meiner Maske, müssen sie dann noch mal abklipsen und wieder neu befestigen. Unter der Maske merke ich, wie mein Herz bis zum Hals klopft – und die Halsschlagader gegen die

Maske, ein unangenehmes Gefühl. Allerdings kommt mir das Liegen sehr viel kürzer als ein halbe Stunde vor. Ich darf ein Foto mitnehmen: So, wie ich da liege, auf dem Tisch, sehe ich aus wie Darth Vader aus „Krieg der Sterne“ in Beige.

Die Simulation war gar nicht schlimm, und die Markierungen sind alle auf der Maske aufgemalt und nicht auf mir, darüber bin ich froh.

Dann habe ich aber wieder Ärger – das zieht sich durch die Strahlenklinikzeit wie ein roter Faden, sie scheinen dort einfach verstrahlt zu sein: Die Frau am Empfang gibt mir keinen Taxizettel, auf dem die Termine für die Krankenkasse notiert werden müssen. Sie will erst die Genehmigung sehen und sagt: "O Gott", als sie den Namen meiner Krankenkasse hört, was ich nicht nachvollziehen kann. Vermutlich, weil kein „Baden-Württemberg“ im Namen vorkommt. Außerdem motzt sie, weil ich sie nach den nächsten Bestrahlungsterminen frage.

Als ich hinterher nach einem Spaziergang in der Onkologischen Ambulanz auf mein Taxi warte, treffe ich eine Mitarbeiterin, die die Leute in der Strahlenklinik auch nicht leiden kann.

Ich bin froh, bin ich doch nicht alleine zickig oder der Meinung, man könne denen die Schuhe beim Laufen besohlen.

Strahlentherapie

Bei einer Strahlentherapie werden bestimmte Bereiche des Körpergewebes einer ionisierenden Strahlung mit hoher Energie ausgesetzt. Dabei werden Tumorzellen durch direkte Treffer zerstört. Die Tumorzellen reagieren zum einen empfindlicher auf Strahlung als gesunde Zellen, zum anderen sind sie weniger fähig, sich zu regenerieren. Auf diese Weise kann die Strahlung bei genauer Dosierung so eingesetzt werden, dass genug Tumorzellen zerstört und gleichzeitig schwere

Nebenwirkungen in Grenzen gehalten werden. Allerdings entstehen bei der Bestrahlung als Nebenwirkung viele freie Radikale, die giftig sind und den Körper schädigen. Durch eine optimale Dosierung und große Zielgenauigkeit der Bestrahlung versucht man, diese Schädigung so gut wie möglich einzugrenzen. Die Broschüre „Strahlentherapie" aus der Reihe DIE BLAUEN RATGEBER der Deutschen Krebshilfe ist sehr empfehlenswert

18

November: Bestrahlung, Kurzatmigkeit, Nebenwirkungen in Form von Übelkeit und Halsschmerzen • Mein neuer Job • Woche 20 und der Rest • Manche Menschen melden sich erst jetzt • Endlich wieder alles essen • Weihnachten naht

„Mein Gehirn ist wie ein Blumenstrauß -mal verwelkt etwas, mal kommt etwas hinzu -aber es bleibt immer etwas da." (mein Lieblingstaxifahrer)

Was für ein wahrer Satz, und er umschreibt meine ganze Krebstherapiephase besonders genau: Ich vergesse viel, aber genauso bin ich weiterhin fasziniert von den medizinischen Möglichkeiten, dem, was ich lese und erlebe.

Wir philosophieren im Taxi nicht nur über das im Radio Gehörte, sondern auch allgemein übers Leben, machen aber auch Witze: Als mein Lieblingstaxifahrer eine ältere Dame vorbei lässt, denke ich, dass er sie nicht platt fahren will und sage: „Ach, wie nett!“

„Nö, sonst ist nachher ´ne Delle im Auto“, lacht er, und ich pruste los.

An solche Momente und die Lebensphilosophien meines Taxifahrers muss ich denken, wenn ich unter der Maske liege. Wahlweise die Nordsee oder auch Annika kommen mir in den Sinn – und andere mir nahestehende Menschen und Gedanken über mein neues Leben. Man denkt so allerhand unterm Maskenrand!

Ein Handtuch muss man mitbringen, um sich daraufzulegen. Außerdem geht die Bestrahlung doch nicht mit Top, ich liege mit komplett nacktem Oberkörper da und friere, jeden Tag. Ich soll die Hand heben, wenn etwas ist, aber auch wirklich nur, wenn etwas ist, weil man sonst wieder von vorne beginnen muss, also mache ich das schon mal nicht. Ich nehme jeden Morgen meine Dosis Bachblüten-Notfalltropfen und klemme mich dann unter die Maske.

Ich atme ruhig, versuche, das Herumscharwenzeln der vielen Leute um mich und die lauten Geräusche des Gerätes auszublenden und bin froh, wenn ich nach einer halben Stunde wieder draußen bin.
Manchmal kommt eine Ärztin, fragt, ob ich Fragen habe, wirkt aber genervt, wenn ich bejahe und meine Fragen stelle. Ich soll die bestrahlten Stellen nicht waschen, vielleicht geht es aber doch, aber bitte nicht reiben, nur abtupfen und ob und wann die Leukozyten im Blut abfallen, also weniger werden, das kann sie nicht sagen.

Weil ich mich im neuen Job einarbeiten möchte, erkundige ich mich: „Wann werde ich Nebenwirkungen haben?"
„Das weiß man nicht, vielleicht merken Sie auch nichts."
Ich soll kein Deo benutzen, ach doch, Roll-on geht, und so nehmen die Widersprüche kein Ende. Für eine vernünftige Auskunft lese ich in der Broschüre der Deutschen Krebshilfe nach und frage meine Hausärztin sowie den Lieblingsdoc.
Nach ein paar Tagen wird ein Kehlkopfschutz bei der Bestrahlung benutzt, der einfach in das Gerät gestellt wird. Irgendwann wird das morgendliche Bestrahltwerden zur

Routine, auch für mich. Erst nach ein paar Tagen werde ich nach der Einverständniserklärung zur Bestrahlung gefragt, auf der auch alle möglichen Nebenwirkungen beschrieben sind. Bei den Terminvergaben gibt es Irrtümer, und immer wirkt das Personal sehr fahrig, sodass ich zu Hause und am Telefon scherze: „Hoffentlich werde ich nicht gegrillt!“

Nachmittags bin ich manchmal zum Einarbeiten zu müde und kann nicht hingehen. Ich bin einfach ein Schlaffi, aber ich muss mich auch übergeben nach den ersten Bestrahlungen, wozu die Ärztin nur meint: „Das war nicht

die Bestrahlung, das muss etwas anderes gewesen sein!"
Gut, dass sie das weiß. Ich habe nichts Falsches gegessen, und die ganze Chemotherapie über musste ich nie über der Kloschüssel hängen.
Gute Tipps gibt sie mir jedoch wegen meiner Lunge und den Atemproblemen: Ich soll Luftballons aufblasen. Oder im Freien die Arme weit ausstrecken und atmen. Beides hilft mir in den nächsten Wochen und Monaten, wieder ein normales Gefühl auf der Lunge zu haben.
Meine Freude ist riesig, als die Ärzte tauschen und ich eine superliebe, junge, motivierte, freundliche Ärztin

bekomme, die alles erklärt und mich ernst nimmt.

Als ich Annika davon erzähle, lachen wir uns wieder scheckig: „Ich grinse so sehr, wenn ich keine Ohren hätte, ginge mein Lachen einmal rundherum!"

Annika: „Und wenn es rumginge, hättest du wenigstens im Moment keine Haare auf den Zähnen!"

***

Als ein Drittel der Bestrahlung vorbei ist, bekomme ich Halsschmerzen. Außerdem bin ich nach wie vor schnell müde, und mir ist manchmal schwindelig und mein Nacken steif. Dennoch weiß ich, ich bin am Ende meiner Krebsbehandlung angelangt

und kann mich glücklich schätzen, dass es mir so gutgeht. Schließlich sind das keine wirklichen Nebenwirkungen.
Beim Einarbeiten mache ich mir keinen Stress – ich gehe täglich nicht länger als zwei bis drei Stunden hin, das muss genügen. Dazwischen schlafe ich und ruhe mich aus. Mein Rücken beginnt übelst zu schmerzen, ich kann nicht lange sitzen, gehe aber trotzdem mit Brigitte abends was trinken und mit Jean in ein wunderschönes Beethovenkonzert.
Mal wieder rauszukommen tut gut, auch wenn ich noch immer mit Kopfbedeckung herumlaufen muss, weil jetzt hinten im bestrahlten Bereich

die mühsam nachgewachsenen Härchen wieder ausfallen. Als ich das bemerke, heule ich, obwohl das eigentlich Peanuts sind gegen den Haarausfall im Sommer. Annika tröstet mich. Ich fühle mich absolut geborgen. Auch wenn wir in der Woche drauf nur telefonieren können – sie ist immer für mich da.

***

Sogar das Gähnen schmerzt. Ich bin mit Ilona, Stefan und Jasper auf einem Laternenfest, und während sich ein Zug von Kindern und Erwachsenen in der Dämmerung von Sankt Martin durch den Park führen lässt, fühle ich mich unglaublich lebendig. Es ist so schön, wieder raus ins Leben gehen zu können!

***

Am nächsten Tag ärgere ich mich, dass ich mich am Freitag nicht schon durchgesetzt und Medikamente verlangt habe. Ich kann nur noch Joghurt, Eis und Suppe essen, nichts Scharfes. Mein Hals fühlt sich an, als steckten Nadeln darin. Ich bekomme so eine komische Betäubungsflüssigkeit, die ich mir in den Hals kippen kann, aber vielleicht hätte Ibuprofen vorher schon etwas bewirkt. Auch Traumeel hat leider nicht verhindern können, dass die Strahlen meinen Hals samt Speiseröhre entzünden. Mein lieber

Apotheker gibt mir Ibuprofen in Beutelchen, Pulver zum Auflösen in Wasser. Stimmt. Wie soll man auch mit so einem Hals die Riesendinger runterkriegen? Auf dem Rezept aus der Strahlenklinik stehen Tabletten drauf. Irgendwie scheinen die so gar keine Erfahrung zu haben.

***

„Nicht ärgern, nur wundern!" (mein Lieblingsdoc)

Rufe meinen Doc aus der Onkologischen Ambulanz an, ich muss einfach mal wieder mit ´nem normalen Arzt reden.

Ich sage ihm, dass ich wirklich froh bin, an ihn geraten zu sein. Bei manchen meiner Äußerungen und Erzählungen aus der Strahlenklinik lacht er herzhaft. Komisch kommt mir vor, dass er immer noch von „Wir wollen Sie heilen“ spricht, dabei fühle ich mich doch wieder ganz heile. Also, bis auf den Hals. Und der Mund, der ist neuerdings staubtrocken. Fies!

Ich erzähle ihm, dass mich plötzlich alte Freunde wieder anrufen, die sich die ganzen Monate über bedeckt gehalten haben. Er meint, ich soll keine übereilten Entscheidungen treffen, oft wüssten die Leute nicht, wie sie mit einem umgehen sollen.

Ich bin trotzdem nachtragend, fürchte ich. Bin doch kein Schönwetterfreund!

Mein Doc bestärkt mich: „Ich schätze Sie so ein, dass Sie die restliche Bestrahlung auch noch gut herumkriegen!"

„Kann ich Weihnachten einen Döner ´mit scharf´ essen?"

Er schüttelt den Kopf und lacht, glaube ich, aber er ist ja meine komischen Fragen gewohnt. Er meint, die Mundtrockenheit könne dauerhaft bleiben, aber die Schluckbeschwerden und Schmerzen sind bis Weihnachten fort.

Ach, bin ich froh!

***

Die motivierte, liebe Strahlenärztin verschreibt mir ein Mittel, das Magen

und Speiseröhre schützen soll, wovon ich leider nicht viel bemerke.
Irgendwann bekomme ich sogar sogenannte „Astronautennahrung".
Leider schmeckt das als Joghurt-Drink-Verpackung getarnte Zeugs unterirdisch.
Ich lutsche einen Flammkuchen und gebe schweißüberströmt nach einer Dreiviertelstunde auf.
Es ist nicht besonders nahrhaft, aber ich ernähre mich fast ausschließlich von Gemüsebrühe in diesen Tagen. Mir ist nicht nach süßem Zeugs, wieso gibt es eigentlich keine salzige Astronautennahrung? Tomatensuppe brennt, ich habe die ganze Zeit Hunger

und auch Appetit, aber dann treibt es mir die Tränen in die Augen. Niesen und Gähnen tun ebenfalls weh.

Bei der Weihnachtsfeier der Festspielhauskollegen trinke ich einen Pistazienmilchshake, lecker!

Als die Bestrahlung endet, dauert es nicht lange und ich kann wieder halbwegs feste Nahrung zu mir nehmen. Weiches Gemüse wie gegrillte Aubergine zum Beispiel. Der Geschmack ist ein irres Erlebnis! Ich glaube, das ist wie ein Reset – die Sachen, die ich esse, sind so lecker, das ist unglaublich. Und ich passe wieder in meine Lieblingshose hinein, also hat alles was Gutes!

***

Nach einer Untersuchung in der Klinik gönne ich mir in einem Omacafé ein Stück Torte und esse es mit Genuss. Am Nebentisch sitzen zwei Frauen und ein Kind – Großmutter, Tochter, Enkel. „Wie geht es Ihnen?“, beugt sich die Großmutter zu mir herüber.

„Danke, sehr gut“, antworte ich verdutzt. Ach ja. Das Kopftuch. Heute habe ich trotz böser Blicke in der Bahn mal keine Mütze angezogen, sondern eines meiner geliebten genähten Tücher.

Die Großmutter erzählt, dass eine ihrer Freundinnen gerade dasselbe

durchmacht und sie es deshalb bei mir bemerkt habe. Ob ich keine Angst hätte, mir jetzt im Winter in einem Café eine Infektion zu holen, bei all den Menschen.
Ich muss nicht überlegen: „Nein. Ich war durch das alles monatelang wie eingesperrt, sodass ich mir nun endlich die Freiheiten gönne. Sie glauben gar nicht, wie wunderbar so ein Stück Kuchen schmecken kann!“
„Das kann ich verstehen, und es ist eine gute Einstellung. Alles Liebe“, wünscht sie mir, als sie aufbrechen. Mir ist innerlich total weihnachtlich zumute.

***

Bei der Tafel haben sie eine Art Weihnachtsmarkt aufgebaut; es gibt sogar kostenlose Bratwurst. Dass ich die essen und genießen kann, treibt mir Freudentränen in die Augen. Nur auf das Brötchen verzichte ich, es ist ohne Getränk für mich nicht essbar. Nach wie vor ist mein Mund schrecklich trocken.

„Freu dich auf das erste Frühstück“, hat mir Sabine geraten, und sie hat so recht – wann immer ich so etwas in Ruhe genießen kann, lächle ich in mich hinein. Dass ich sogar wieder meinen geliebten Orangensaft trinken kann, ohne das Gefühl zu haben, mit Nadeln zu gurgeln, ist ein großes Geschenk.

Und zu Weihnachten esse ich dann doch schon Döner „mit scharf"!

19

Endlich wieder arbeiten • Drei Monate später, Februar:

Das Haarewachsen dauert mir zu lang!

• Das Leben danach • Geburtstag im März • Eine Riesen-Überraschung • Sechs Monate später • Die ersten Nachsorgetermine

Der Hautarzt sagt zu mir, wenn ich ungeduldig sei, weil meine Haare nicht schön wachsen, soll ich Zink nehmen. Mir fällt sofort mein Traum vom letzten

Jahr wieder ein, und ich muss lächeln. Dass mir tatsächlich mal einer sagen würde, ich solle Zink nehmen, hab ich nicht gedacht.

Ansonsten ist der Termin bei ihm nicht sehr ergiebig.

Er ist erstaunt, dass Haare bei einer Bestrahlung ausfallen können, und schiebt alles auf meine Schilddrüse. Ich hätte doch bestimmt schon vor dem Krebs Haarausfall gehabt oder irgendwer in der Familie, sodass die kahlen Stellen an meinem Hinterkopf erblich bedingt seien.

Zum Glück guckt Annika im Internet nach und sieht, dass jede Menge Leute dort schreiben, dass ihre Haarwurzeln über ein halbes Jahr gebraucht haben, um sich zu erholen. Uff.

Vorne und oben auf dem Kopf habe ich schon Haare, sodass ich von vorne ganz normal aussehe.

Im Job fragt niemand groß nach, warum ich Kopftücher trage. Viele Menschen starren mich an, aber es ist in Ordnung. Ich darf im schönsten Gebäude Baden-Badens, in der Trinkhalle, arbeiten, und an den Abenden habe ich Abendkassendienste im Kurhaus und Theater. Der Job macht mich müde, vielleicht ist es auch die fehlende Reha, aber ich fühle mich so gesund und glücklich, wenn ich morgens die Säulen des Wandelganges sehe und mein eigenes Büro aufschließe!

***

„Die schönste Freude erlebt man immer da,
wo man sie am wenigsten vermutet“
(Antoine de Saint-Exupery)
„Ja. Im Wasserkocher.“ (Annika)

Meinen 32. Geburtstag möchte ich gemütlich mit Annika verbringen, nicht viel unternehmen, einfach froh darüber sein, dass ich lebe, einen Job habe, gesund und restlos glücklich bin.
Ich überlege kurz, ob ich feiern soll, aber dann entscheide ich mich dafür, im Oktober mit allen essen zu gehen –

wenn sich die gute Nachricht, dass der Krebs weg ist, jährt.

So weit meine Idee.

Dass sämtliche Freunde seit Monaten eine Einladung zu einer Geburtstagsparty besitzen, dass Annika und Ilona ohne Ende heimlich geplant und immer mal wieder miteinander telefoniert haben, ahne ich nicht, als Annika mir den gewünschten Wasserkocher mit den Worten überreicht: „Ich hoffe, dass dein Geschenk nicht zu aufregend ist.“

„Was soll denn an einem Wasserkocher aufregend sein?“

Tja. Im Wasserkocher liegt die ausgedruckte erste E-Mail, die alle

bekommen haben. Mit „alle“ meine ich wirklich alle. Annika und Ilona haben mir genau zugehört – sie wissen, wer mir wichtig ist, sie haben alle Mailadressen oder Postanschriften herausbekommen und niemanden vergessen. Sogar völlig fremde Leute hat Annika angeschrieben, um einzelne Kontaktdaten meiner Menschen herauszukriegen, damit auch wirklich jeder die Einladung erhält.
Helga hat einen Brief von Ilona bekommen, nachdem Annika ihre Adresse von meinem Weihnachtspäckchen abgeschrieben hat.

Es ist so unglaublich, dass sie das für mich tun! Klar, Annika sagt, es soll auch irgendwie eine Party zum Dank an alle sein, dass sie mir so geholfen haben, aber ich sehe den Aufwand, der betrieben wurde – und das nur wegen mir!

Der Plan ist perfekt durchdacht, und ich bin super aufgeregt.

Außerdem werde ich heute das erste Mal ohne Kopfbedeckung hinausgehen – die Haare am Hinterkopf sind noch sehr kurz, aber sie wachsen – entgegen der Prognose des Hautarztes wenige Wochen zuvor.

Als Annika kurz vor der Party noch etwas mit Ilona vorbereiten will, sitzen wir in unserem Lieblingscafé, und ich maule: „Warten wir hier auf irgendwen oder kann ich jetzt noch mal nach Hause?“

Annikas Pokerface verrät mir gar nichts, doch als ich zufällig aus dem Fenster gucke, sehe ich Hüli vorbeilaufen. Meine Schulfreundin Hüli und ihr Mann Sinan aus dem Rheinland. Hä? Das kann doch gar nicht sein! Als sich die Tür öffnet und ich Hüli um den Hals falle, kann Annika nur noch grinsen.

Den Nachmittag verbringe ich super aufgeregt mit den beiden, Annika ist bei Ilona, und keiner verrät mir, wo die

Party stattfindet, geschweige denn, wer alles kommt.

Sinan dreht das Navi von mir weg, ich kann bis zum letzten Moment nichts sehen, und weil wir viel zu früh losgefahren sind, fährt er noch mal eine Extrarunde.

Ich bin das reine Nervenbündel, und als wir dann in den Partyraum kommen, stehen schon lauter liebe, lachende Menschen da.

Sie haben sogar Jeans Mailadresse herausgekriegt! Ich kann mir gar nicht vorstellen, dass sie wirklich alle angeschrieben haben. Doch nach und nach trudeln sie ein – Festspielhauskollegen, neue und alte

Freunde … und als dann plötzlich Helga und ihr Freund Alex aus dem Rheinland vor mir stehen, gibt es echt kein Halten mehr. Immerhin haben wir etliche Jahre nur telefoniert und Briefe geschrieben und uns ewig nicht mehr gesehen. Ich bin platt und glücklich, und wir heulen (wie früher, wir haben immer schon gut miteinander weinen können), wir lachen, wir reden - bis tief in die Nacht.

Zu Hause geht es dann weiter – während ich Annika manchmal angucke und mein Glück mit ihr kaum fassen kann, erzählt sie, wen sie noch alles eingeladen haben und wer wegen

Grippe oder aus anderen Gründen nicht kommen konnte.
Ilona kommentiert mein Erstaunen und mein „Danke, Danke!!!!“ nur mit: „Wir haben bloß den Raum gesucht, Getränke besorgt und allen Bescheid gesagt. Das Essen und alles andere haben deine tollen Freunde mitgebracht!“
In der Tat – von der Gulaschsuppe in Dosen, die neben den Getränken von Annika und Ilona besorgt wurde, können wir heute noch essen, denn es war genug anderes Essen da.
Noch heute träume ich von Amos und Nicos Donauwellen und Dianas und Stefans Frikadellen. Lecker!!

Am nächsten Tag frühstücken die Übriggebliebenen gemeinsam das Übriggebliebene, und wir räumen zusammen auf.
Die, die nicht kommen konnten, schreiben allerliebste Mails, und ich maile Fotos herum, damit alle an meiner Freude teilhaben können.
Noch nie habe ich so viele Blumen bekommen, noch nie war ein Geburtstag für mich so emotional – es war der schönste Geburtstag überhaupt. Und als Annika am Abend nach dem Aufräumen sagt: „Das gibt's aber jetzt nicht jedes Jahr!", muss ich lachen – diese Erinnerungen reichen für ein ganzes Leben. Mein neues Leben.

Ab sofort gehe ich auch zur Arbeit „oben ohne“ - die Haare sind endlich lang genug. Meine direkten Kollegen sind total lieb und freuen sich mit mir, aber alle anderen glotzen wieder nur. Ich fühle mich seltsam nackt, habe ab sofort immer einen bunten Schal oder ein zur Kleidung passendes Tuch um den Hals, damit man zumindest die Narbe am Hals nicht sieht, die damals durch die OP entstanden ist.
Eine einzige Kollegin aus einer anderen Abteilung fragt mich schließlich: „Sag mal, warum hast du eigentlich so kurzes Haar?“ Bei mir hat sich so einiges aufgestaut und ich entgegne: „Weil ich Krebs hatte!“ „Wow, du bist

ja direkt“, antwortet sie, und ich muss lachen: „Direkte Frage, direkte Antwort!“

Ehrlich gesagt ist es mir so am liebsten – endlich ist es raus, und keiner schaut mehr.

***

Das Glück kommt zu denen, die lachen. (aus Japan)

Ein halbes Jahr nach der Krebstherapie.

„Ich möchte nicht indiskret sein, aber darf ich Sie was fragen?“

Ich nicke.

„Kann sein, dass ich Sie verwechsle, aber Sie waren doch letztes Jahr manchmal bei der Tafel draußen in Lichtental.“

„Ja."

„Wie geht es Ihnen jetzt? Ich sehe, Ihr Haar wächst …"

„Ich sah ja mit dem Kopftuch auch ganz anders aus als jetzt mit den Haaren, da kann man schon mal denken, dass man mich verwechselt. Danke, es geht mir sehr gut."

„Ist alles weg?"

„Ja, alles wieder in Ordnung."

„Ach, ich freue mich. Sie sehen wirklich ganz anders aus, die Augen strahlen so!"

Diese Worte sagt eine wildfremde Frau an der Bushaltestelle zu mir. Ich habe sie auch manchmal bei der Tafel gesehen, aber mir war nicht klar, dass

ich mit meinen Kopftüchern so sehr aufgefallen bin.
Mir tut diese Äußerung sehr gut, denn so langsam kommen die alten Gefühle wieder hoch – vor einem Jahr der angesetzte OP-Termin, vor einem Jahr das Nachhausegeschicktwerden ohne OP usw. Da freut es mich umso mehr, wenn wildfremde Menschen mich auf so eine Art und Weise ansprechen. Ich muss den ganzen Tag grinsen, weil ich daran denke, dass dieser fremde Mensch gesagt hat, meine Augen strahlen.
Klar, dass ich Schiss vor der nächsten Nachsorge habe. Und klar, dass es nicht bei guten Gedanken bleibt: Eine

Kundin, die von meiner Kollegin bedient wird, schaut ´rüber zu mir und beginnt plötzlich, einen Saft anzupreisen, den sie verkauft. Ich hätte den auch nötig, so übergewichtig wie ich sei, wenn man den trinke, fühle man sich lebendiger. Weil sie nicht aufhört, penetrant und unverschämt zu sein, sage ich, dass ich mich nie lebendiger fühlte als heute, es ginge mir sehr gut, denn letztes Jahr hätte ich Krebs gehabt.

Fehler!! Normale Menschen schweigen betreten, weil sie merken, dass sie zu weit gegangen sind. Sie nicht. Bei ihr ist es bloß Wasser auf ihre Mühlen. So jung schon Krebs gehabt zu haben, na, da hätte ich ja alles falsch gemacht, was man nur falsch machen kann. Der Saft könne mich heilen, ansonsten sei ich in fünf Jahren tot!

Meine Kollegin kriegt große Augen, und wir wissen beide nicht, was wir sagen sollen. Ich werde nicht ausfallend, weil sie eine Kundin ist und ich mich im Gegensatz zu ihr zu benehmen weiß.

Sie meint, wenn man seine Gesundheit in die Hände der Ärzte lege, dann sei man verloren. Dass ich mich gesund fühle, sei ein Trugschluss. Ich soll im Wald Quellwasser holen, viel Salz essen und ihren Saft kaufen. Außerdem könne sie mir ganz viel Infomaterial schicken. Ich möchte nichts geschickt haben, ich will, dass sie geht. Doch zu spät – obwohl sie selbst eine dicke, unattraktive, schwitzende und blasse Frau ist, denke ich das ganze Wochenende, bis zum Tag der Krebsnachsorge, dass ich doch sterbe. Bald.

***

Zurück in der Klinik ist man sofort wieder ein Kranker, ein Patient. Und irgendwann stinksauer, weil mehr auf dem Flur rumgelaufen wird als sonst was. Wir Patienten sitzen da, stundenlang, warten auf den Ultraschall. Irgendwann gehe ich zum Röntgen, weil ein anderer Patient

vorher so schlau war, das vorzuziehen und schon wieder zurück ist.
Statt einer CT bekomme ich diesmal eine Ultraschall-Untersuchung des Bauches, und sie röntgen die Lunge. Dazu muss man sich vor eine Wand stellen, Oberkörper nackt, der Rücken wird abgelichtet und dann noch die rechte Seite. Fertig. Einen Moment muss ich noch warten, bekomme dann kommentarlos Kurzbefund und Röntgenbilder in die Hand gedrückt und dackele in den Wartebereich vorm Ultraschall.
Ich spicke in den großen Umschlag und sehe einen Brustkorb, Rippen, was Weißes, vermutlich mein Herz, und

kann den Kurzbefund nicht entziffern.

Gott, steht da viel!

Dann bin ich dran, darf in einen abgedunkelten Raum, muss mich in ein Krankenhausbett legen, und eine Frau schmiert mir Ultraschallgel auf den Bauch. Sie verzieht das Gesicht, drückt mit dem Gerät auf dem Bauch rum und fährt auch bis zu den Nieren damit.

„Konzentrieren Sie sich bloß oder haben Sie was Schlimmes gefunden?“, frage ich schließlich, weil sie einfach die ganze Zeit komisch guckt.

Nein, sie konzentriert sich bloß. Zum Schluss sagt sie, dass alles schön aussieht.

Bin ich froh! Jetzt darf nur obenrum nix sein. Ich laufe zurück in die Onkologie und warte wieder. Die Unterlagen habe ich den Schwestern gegeben, und dann ruft mich endlich mein Doc zu sich. Ich freue mich, ihn wiederzusehen. Auch wenn er mich im Gespräch mit einer Frau unterbrochen hat, die ich schon vor einem knappen Jahr hier in der Klinik getroffen habe, als sie ihren kranken Mann begleitete.
Ich sage zu ihr: „Ich freue mich, Sie zu sehen, aber eigentlich sollte ich das nicht, denn es heißt, dass es ihm nicht besser geht, oder?“
Sie nickt, und dann bricht alles aus ihr heraus: Dass sie nicht weiß, wie sie mit

ihm umgehen soll, dass sie sich gestritten haben, dass sie stark sein will und gleichzeitig Angst hat, dass er denkt, es sei ihr alles egal, *er* sei ihr egal, aber das ist er nicht.

Sie schaut mich an und wartet auf einen Rat.

Hmpf. Ich bin mindestens 15 Jahre jünger als sie, was soll ich bloß sagen? Ich erzähle ihr, dass ich mir manchmal gewünscht habe, betütelt zu werden, und gleichzeitig hat es mich genervt. Und dass ich glaube, dass es normal ist, dass man die Leute anzickt, die einem am wichtigsten sind – weil sie einem so schnell nicht abhanden kommen. Ich sage, ich würde ihm in einem ruhigen

Moment von meinen Gefühlen und Ängsten erzählen. Nicht wertend, nicht beschuldigend, sondern einfach: „Hey, ich weiß manchmal einfach nicht, was ich machen soll. Ich liebe dich, bin aber hilflos. Ich möchte dir Kraft geben, darum weine ich lieber im stillen Kämmerlein …“ So, wie sie es mir eben gesagt hat. Hinterher - da hat mein Doc mich schon lange zu sich gerufen – denke ich, ich hätte ihr auch noch sagen sollen, dass gemeinsames Weinen und Schwachsein auch mal ganz heilsam ist. Ach Mist, die richtigen Worte und Ratschläge hat man nie parat.
Mein Doc fragt, ob ich meinen neuen Job noch habe, wie es mir geht, ob ich

das durchhalte. Ich muss zugeben, dass ich manchmal am Nachmittag so müde bin, dass ich mich unter den Schreibtisch legen und schlafen könnte. Aber man genießt freie Tage mehr, und ich liebe das Freiheitsgefühl, wenn ich Fahrrad fahren kann. Sorgen macht mir, dass mein Husten sich seit vier Wochen hartnäckig hält und ich eigentlich seit Februar immer wieder erkältet war.

Er sagt, dass man infektanfälliger werde, vor allem für Viren, und dass es länger dauere, bis es weg ist, das sei normal. Ich soll nur nicht warten und auf jeden Fall zum Arzt zu gehen, wenn ich einen Infekt habe. Er sagt, er sei sehr zufrieden mit mir, rät mir aber, beim nächsten Mal wieder eine CT machen zu lassen. An der Niere haben sie ein Blutschwämmchen entdeckt, er meint aber nicht, dass das gleich ein Tumor sei. Ich würde eher noch mal Krebs im bestrahlten Bereich kriegen, aber keinen Hodgkin.

Na danke, Doc!

Ich weiß ja, wie er´s meint, aber manchmal würde ich manche Sachen lieber nicht wissen. Andererseits bin ich auch wieder froh, dass wir so offen reden können. Das hat schließlich die ganze Krebsbehandlung leichter gemacht. Und ich darf nicht vergessen: Heute wäre eigentlich

Nachbesprechung in der Strahlenklinik gewesen, er war derjenige, der mir erlaubt hat, den Termin bei ihm wahrzunehmen – und den in der Strahlenklinik habe ich abgesagt.
Ich bin glücklich und erleichtert, als ich die Klinik verlasse. Alle Werte sind gut, die Leukozyten zwar etwas niedrig, aber sonst ist alles perfekt. Jipieh!
Die Saftfrau hat also nicht recht. Und als sie mir tatsächlich ein paar Tage später im Supermarkt begegnet und die Frechheit besitzt, mich anzusprechen, zu fragen wie es mir geht, sage ich nur: „Danke, sehr gut!!"

20

Drei Jahre danach

Erst neulich bin ich gefragt worden, inwiefern der Krebs mein Leben verändert hat.

Sehr. Ich weiß es zu schätzen, wenn ich frei atmen und laufen oder schwimmen und Fahrrad fahren kann. Ich genieße das Essen viel mehr – auch Sabines Satz, dass ich mich aufs Frühstück freuen soll, schwirrt mir oft im Kopf herum – denn auch das ist Luxus: zu genießen!

An manchen Tagen bin ich immer noch sehr müde, aber seit ich mehr auf mich Acht gebe und dann einfach mal ausschlafe oder ausgiebig spazieren gehe, ist das kein Problem. Es geht mir gut. Der Krebs hat mich dankbarer gemacht. Für das Leben, meinen Job in der Trinkhalle, meine Freunde, für all das, was ich habe und was mir tagtäglich begegnet. Durch meinen Blog habe ich viele Mails bekommen und konnte anderen Menschen Mut machen – nichts anderes möchte ich mit diesem Buch erreichen.

Auch im Alltag gibt es immer wieder diese Minuten des Innehaltens, Durchatmens und sich Freuens. Die bunten Schals trage ich immer noch, sie sind zu meinem Markenzeichen geworden. Ich freue mich, dass ich lebe und das möchte ich auch zeigen, darum

trage ich bunt.
Mich haut auch nichts mehr so leicht um, Kleinigkeiten oder unnötige Diskussionen zum Beispiel. Ich kann besser auf Menschen zugehen, versuche, ihnen auch zwischen den Zeilen zuzuhören, achte dabei aber auch mehr auf mich. Ich muss nicht mehr funktionieren, sondern nur noch fürs Leben lernen.
Das Lymphsystem schützt den Körper, und seit es bei mir einmal zusammengebrochen ist, muss ich Grenzen ziehen und einfach leben.
Natürlich habe ich vor jedem Nachsorgetermin Angst, dass der Krebs wiederkommt – aber das Gefühl

danach, wenn ich strahlend und tief durchatmend aus der Klinik komme und weiß, ich darf wieder in mein Leben zurück, dieses Gefühl ist unbeschreiblich. Ich fühle mich dann stark und lebendig. Ach ja, und Plüschlöwe Fridolin ist immer noch dabei, man kann ja nie wissen.

Der Sieg über den Krebs hat mich auf jeden Fall ruhiger und glücklicher gemacht, vielleicht auch erwachsener – vor allem aber auf die Dinge konzentriert, die wichtig sind.

Natürlich kann ich auch immer noch tieftraurig sein über den Verlust eines geliebten Menschen. Ich kann mich furchtbar aufregen über

Ungerechtigkeiten oder unfreundliche Menschen. Aber alles in allem sehe ich das Leben als das, was es ist: Ein wertvolles Geschenk.

Danke

Annika

Ilona, Jasper, Stefan,

Sabine, Jean, Diana,

Amo, Helga, Birgit,

Omi und Opa,

Dagmar, Sylvie, Brigitte D.,

Irene, Frank, Anita,

Gabi S., Alex, Heike, Tine,

Peter, Daniele,

Doro, Julia,

Stephasista

und besonders Dr. Brigitte L.

Dr. Finn L.

Christine D.

Ich hätte das ohne Euch nicht gepackt.

Jess.

Anhang

Hinweis: Diese Tipps basieren auf meiner subjektiven Erfahrung, somit sollte jeder selbst entscheiden, ob und wie diese Tipps angenommen und ggf. umgesetzt werden.

Rezepte

… super für den Magen!

Sabines Gutenmorgen-Rezept: grün-gelbe Banane zerdrücken und einen halben Apfel reiben, alles mit Naturjoghurt vermischen.

Schmelzflockensuppe

Etwas kalte Gemüsebrühe, in meinem Fall die Gefro-Suppe, mit Schmelzflocken aus der Drogerie verrühren und unter Rühren einmal aufkochen lassen. Ca. 2 Esslöffel Flocken auf 500 ml Flüssigkeit.

Und sonst …

Gerade in der ersten Chemo-Phase war ich geradezu verrückt nach Vanille. Vanillezucker im Haus zu haben schadet nicht. Ich habe damit Milch angerührt oder Grießbrei.

Medikamente

Auf jeden Fall auf den Doc hören, aber trotzdem Antibrechmittel wie Zofran, Odansetron und Schmerzmittel - Ibuprofen o.ä. – besorgen, darauf bestehen!

Homöopathische Mittel schaden nicht – Traumeel, Heel-Kit, Globuli können unterstützend wirken.

Ohren auf Durchzug

Im Wartezimmer auf Durchzug schalten. Viele Patienten erzählen Horrorgeschichten, wollen noch schlechter dran sein, wissen alles besser – das kann nerven. MP3-Player oder Bücher helfen.

Glaubt an Euch – egal, ob Angehörige oder Betroffene: Es kann alles gut werden!

Im Text erwähnte Bücher... super für die Seele!

Das Nacht-Meerbuch: Christian Hinrich und Olaf Dammann: *Flüstermond.* Husum Verlag, Kirchengemeinde Norddörfer, ISBN 978-3-89876-370-7

Die Dalai-Lama-Mantras: Dalai-Lama-Kalender 2008, „Worte der Weisheit“

Sabine Kornbichler: ***Der gestohlene Engel.*** Verlagsgruppe Droemer Knaur, ISBN 978-3-426-66208-3

Internet

Nicht zu viel lesen, lieber den Doc viel fragen. Allgemein gilt meiner Meinung nach: Im Internet steht mehr Unsinn als Hilfe; es macht eher nur verrückt.

Wenn´s doch das Internet sein soll, dann am besten diese Seiten:

http://www.krebshilfe.de/blaue-ratgeber.html: Hier gibt's die Broschüren der Deutschen Krebshilfe, von denen ich oft erzählt habe, die „Blauen Ratgeber".

http://www.brustkrebs-bewegt.de: Hier bekommt man verschiedene Infos, auch über Entspannnungs- und Sportmöglichkeiten.

http://www.inkanet.de: Informationsnetz und Forum

http://www.uniklinik-freiburg.de/tumorzentrum/live/Patienten-Info/Broschueren/komplementaere-verfahren_pat2006.pdf: Die Broschüre über weitere (und z.T. unnötige)

Heilmittel

http://www.ghsg.org: In dieser Studie

bin ich drin.

http://www.fotolog.com/mycancerblog:

Meine Krebsstory in Bildern und auf

Englisch

http://www.weleda.de: Hier gibt's u.a.

ferrum phosphoricum

http://www.heel.de: Infos über

Traumeel und Heel-Kit Infos

http://www.gefro.de für die Suppe

http://www.literaturtipp.com für gute

Bücher

http://www.festspielhaus.de für

wunderbare Abende

Das wunderbare Kopftuch-Nähstudio von Despina Georgetti findet Ihr in der Rheinstrasse in Baden-Baden

Anmerkungen?

jess@meinkrebsheisstleben.de

Wissen, wie´s weitergeht?

http://www.jessdoenges.de

Tipps für das Leben mit Krebs und danach:

http://www.meinkrebsheisstleben.de

https://www.facebook.com/JessDoenges.MeinKrebsheisstLeben

Acht Jahre später

Ich bin wieder voll im Alltag angekommen. Rege mich über Kleinigkeiten auf, arbeite manchmal zuviel, weiß aber immer wieder um das Glück, das ich hatte.

Ich durfte lieben und geliebt werden und als ich von Annika eineinhalb Jahre nach dem Krebs verlassen wurde, merkte ich, dass es Schlimmeres als Krebs gibt.

Bei Elena von http://die-liebeskuemmerer.de/ lernte ich, dass es eine wichtige Person in meinem Leben gibt: MICH SELBST

Das Leben – mein Leben- ist ein Geschenk. Ich achte mehr auf mich.

Und brauche jede Menge Zeit für mich allein und schlafe wahnsinnig viel tagsüber wenn ich frei habe. Schlaf ist meine Heilung für alles. Ich kann wieder lieben – und das ganz anders, wenn nicht sogar intensiver als damals, vor alldem.
Vom Krebs geblieben ist eine Erinnerung an einen Sommer – und phasenweise eine nächtliche Schlaflosigkeit.

Außerdem melden sich immer wieder Frauen bei mir. Lymphdrüsenkrebs ist längst nichts besonderes mehr bei jüngeren Frauen – umso schöner ist es, sie zu begleiten und zu hören, wie

letztendlich alles gut wird. Ich denke, generell ist eine gute Einstellung zum Leben und positives Denken bei Krankheit die halbe Miete. Aber auch wenn es mal nicht so gut läuft (zB sind nicht mehr viele von den Freunden, die mich durch die Krebszeit begleitet haben, in meinem Leben, Menschen kommen und gehen eben, auch wenn ich das Bleiben anstrebe):
Es gibt doch immer wieder Lichter, gute Begegnungen und schöne Erlebnisse, die alles aufwiegen und das Leben lebenswert machen.
Wenn mich etwas anstrengt, mache ich es einfach nicht mehr oder ziehe mich auf meinen Balkon zurück. Ich kraule

meine Katzen und lese oder male viel. Vielleicht werde ich dadurch auch mal so eine schrullige alte Crazycatlady, aber das bin ich dann eben. Und ich liebe es nach wie vor,
mein Leben.

Alles Gute für Dich, mein Leser,
meine Leserin :)

ISBN 978-3-7450-1290-
9 783745 012903
www.epubli.de